AUSGESCHIEDEN
Mediothek BZG
Binningerstr. 2
4142 Münchenstein

Berufsschulen
im Gesundheitswesen BS
Klingelbergstrasse 61
4031 Basel

Verlag Hans Huber, Programmbereich Pflege

Beirat Wissenschaft

Angelika Abt-Zegelin, Dortmund
Christel Bienstein, Schermbeck
Silvia Käppeli, Zürich
Doris Schäffer, Bielefeld
Doris Schiemann, Osnabrück
Hilde Steppe †

Beirat Ausbildung und Praxis

Barbara Knigge-Demal, Bielefeld
Jürgen Osterbrink, Nürnberg
Christine Sowinski, Köln
Franz Wagner, Eschborn

Bücher aus verwandten Sachgebieten

Donna C. Aguilera
Krisenintervention
2000. ISBN 3-456-83255-9

Walsh/Ford
Pflegerituale
2., bearbeitete u. erweiterte Auflage
2000. ISBN 3-456-83332-6

Weakland/Herr
**Beratung älterer Menschen
und ihrer Familien**
ISBN 3-456-81750-9

Arend/Gastman
Ethik für Pflegende
ISBN 3-456-82712-1

Ida Jean Orlando
**Die lebendige Beziehung
zwischen Pflegenden und Patienten**
ISBN 3-456-82715-6

Hildegard E. Peplau
**Zwischenmenschliche
Beziehungen in der Pflege**
ISBN 3-456-82711-3

Jean Watson
**Pflege: Wissenschaft
und menschliche Zuwendung**
ISBN 3-456-82713-X

Irmgard Bauer
Die Privatsphäre des Patienten
ISBN 3-456-82686-9

Annemarie Kesselring
Die Lebenswelt der Patienten
ISBN 3-456-82714-8

Anne Dorothea Napiwotzky
Selbstbewußt verantwortlich pflegen
ISBN 3-456-83052-1

Christa Olbrich
Pflegekompetenz
ISBN 3-456-83145-5

Christine Weinhold
**Kommunikation zwischen
Patienten und Pflegepersonal**
ISBN 3-456-8242-X

Ersser/Tutton
Primary Nursing
2000. ISBN 3-456-83259-1

Graham/Gutwetter
Konflikte im Krankenhaus
ISBN 3-456-82732-6

Leuzinger/Lutterbacher
**Mitarbeiterführung
im Krankenhaus**
ISBN 3-456-82387-8

Ron Groothuis
Training sozialer Fertigkeiten
2000. ISBN 3-456-83308-3

Weitere Informationen über unsere Neuerscheinungen finden Sie im Internet unter:
http://Verlag.HansHuber.com oder
per **e-mail unter: verlag@hanshuber.com**

Jean-Louis Maisonneuve

Pflege ist die beste Medizin

Wenn Pflegende Patienten heilen

Aus dem Französischen von Michael Herrmann

Berufsschulen
im Gesundheitswesen BS
Klingelbergstrasse 61
4031 Basel

Verlag Hans Huber
Bern · Göttingen · Toronto · Seattle

Die Deutsche Bibliothek – CIP Einheitsaufnahme

Maisonneuve, Jean-Louis:
Pflege ist die beste Medizin : wenn Pflegende Patienten heilen / Jean-Louis Maisonneuve. Aus dem Franz. von Michael Herrmann. – 1. Aufl. – Bern ; Göttingen ; Toronto ; Seattle : Huber, 2000 (Hans Huber Programmbereich Pflege)
Einheitssacht.: Quand en infirmière soigne une personne <dt.>
ISBN 3-456-83318-0

© 1998. Jean-Louis Maisonneuve, F-Barjols
1. Auflage 2000. Verlag Hans Huber, Bern
© 2000. Verlag Hans Huber, Bern

Lektorat: Jürgen Georg, Jacqueline Vitacco
Illustration: Jean-Pierre Baudouy
Herstellung: Peter E. Wüthrich
Satz: Max Muff AG, Lugano
Druck und buchbinderische Verarbeitung: AZ Druck und Datentechnik, Kempten
Printed in Germany

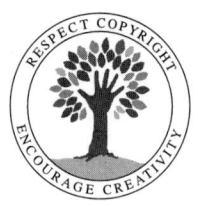

Das Werk einschließlich aller seiner Teile ist urheberrechtlich geschützt. Jede Verwertung außerhalb der engen Grenzen des Urheberrechtsgesetzes ist ohne Zustimmung des Verlages unzulässig und strafbar. Das gilt insbesondere für Vervielfältigungen, Übersetzungen, Mikroverfilmungen und die Einspeicherung und Verarbeitung in elektronischen Systemen.

Inhalt

Vorwort 7

Als Frau und Pflegende 11
Übertragung und Bemuttern 11
Weder Nonne noch Geisha 17

Zwei Formen der Annäherung an den Patienten 23
Ich zweifle, also bin ich… 25
Wäre Japans Wiederaufbau nicht gewesen 30
Konkurrenzlos komplementär 35
Schriftspuren der pflegerischen Denkweise 41

Bis zuletzt einen Lebenden pflegen 45
Was erlebt der Sterbende? 45
Sterbephasen erkennen, bevor Sie handeln 49
Hinweise für Ihr verbales und nonverbales Verhalten 52
Kommunikationstraining 56

Wie schütze ich mich vor dem Zusammenbruch? 61
Bewußtes und Unbewußtes 62
Wenn das Ich auf andere trifft 62
Warum Projektion? 64
Das Ziel der Projektion 65
Auf der Suche nach Ihren Abwehrmechanismen 68
Die wichtigsten Abwehrmechanismen 71

Schlußwort 75

Anhang 77

Literaturverzeichnis 79

Vorwort

Dieses Buch zu schreiben entspricht einem lange gehegten Wunsch. Es ist eine Hommage an Pflegende in Frankreich, Europa und der ganzen Welt und an die unauffällige, aber wirkungsvolle Arbeit, die sie allein oder im medizinischen Team an den von ihnen gepflegten Menschen leisten.

Sicher gibt es in der Pflege Männer – wenn auch nur wenige –, die sich im allgemeinen für eine Arbeit in den technischen Diensten einer Klinik entscheiden und mit Ausnahme der Psychiatrie nur selten in direktem Kontakt mit Patienten kommen. Sie mögen mir verzeihen, wenn an einigen Stellen die Frau im Vordergrund steht: Die Statistik gestattet es.

Seit 1981 führe ich Fortbildungsseminare für Pflegende durch. Zu den verschiedenen Themen gehören «Beziehung zwischen Pflegeperson und gepflegter Person», «Pflegedokumentation», «Aufnahme in die Klinik», «Gerontopsychiatrie», «Begleitung Sterbender» und «Streßmanagement». Diese rund 17 Jahre im Kontakt mit beinahe 1000 Pflegenden haben mein Verständnis für die Schwierigkeiten ihres Berufs, seine Fallen und die Leiden, die er bisweilen in ihnen hervorruft, aber auch für die Gelegenheiten echter Freude und Vergnügen, die er bietet, vertieft.

Andererseits gebe ich mich keiner Illusion hin und lehne es ab, das Bild der Pflegeperson zu idealisieren, und zwar ganz einfach deshalb, weil dazu keine Notwendigkeit besteht. Zu nahe steht sie vor allem denjenigen Abschnitten des Lebens, an die man sich niemals erinnern möchte: dem Leiden, der Krankheit, dem Wahn und dem Tod. Weil nun aber der gesunde Mensch an eben diese Augenblicke nicht denken mag, vergißt er gleichzeitig auch diejenigen, die Zeuge waren und ihn in diesen Momenten in der Klinik, in der Stadt, zu Hause oder auch auf einer perfekt ausgestatteten Intensivstation begleitet haben.

Wenn sie mit Spruchbändern auf der Straße marschieren, um ihrem Beruf zu größerer Anerkennung zu verhelfen und ihre Kompetenzen aufzuwerten, sind sich die Pflegenden dieser Verleugnung von seiten der Gesellschaft und der Behörden, die mit ihrem Beruf befaßt sind, bewußt: Solange alles gut läuft, vergißt man sie, wie auch Krankheit, Leiden, Wahn und Tod «vergessen» werden. Sobald jedoch das Individuum persönlich von einer dieser Erfahrungen betroffen ist, ja dann wird viel und auf der menschlichen Ebene gar noch mehr von der Pflegeperson erwartet, als ihre gesamte Berufsausbildung ihr hat vermitteln können.

Auch wenn ich vor allem in Frankreich tätig war, so haben meine Kontakte und verschiedene Informationsquellen doch dazu geführt, die Berufspraxis Pflegender in Europa, Kanada und den USA miteinander zu vergleichen: Sie ist nicht identisch, weil das Historische des Berufs in jeder Gesellschaft und Kultur anders ist – oft aufgrund des religiösen Kontextes oder der Stellung des Arztes in klinischen Einrichtungen. Trotz dieser kulturellen und historischen Unterschiede läßt sich indessen eine gemeinsame Grundlage der Ausübung des Pflegeberufs identifizieren, die vom Ort oder institutionellen Rahmen, in dem eine Pflegeperson ihren Beruf ausübt, unabhängig ist. Dieser gemeinsame Nenner unterscheidet sich vollkommen, wenn auch in ergänzender Weise, von der – im übrigen sehr leistungsfähigen – Denkweise der Medizin: Es ist die Denkweise der Pflege.

Auch wenn es vor allem klinisch tätigen Ärzten nicht gefällt: Es gibt kein Herangehen an den Patienten, bei dem sie die Verantwortlichen, die Garanten und die hauptsächlich Intervenierenden wären und der Rest des Pflegeteams bloß als Ausführende hinterherliefe. Denn verglichen mit der *Behandlung einer Erkrankung*, die natürlich aus der Kompetenz, dem Wissen und Können, aber auch der Verantwortung des Arztes hervorgeht, bringt die Funktion der Pflegenden mit ihrer ganz eigenen Denkweise eine spezifische Dimension in die *Betrachtung der gepflegten Person*. Während nämlich der Arzt eine Krankheit behandelt, kümmern sich Pflegende um einen Menschen.

Meine Worte sind vollkommen frei von jeglicher Polemik, und ich habe keinerlei Absicht, auch nur den geringsten Konflikt zwischen Arzt und Pflegeperson zu schüren. Ich bin lediglich davon überzeugt, daß diese beiden spezifischen Denkweisen – die der Medizin und die der Pflege – sich intellektuell, vor allem aber funktionell ergänzen im Interesse des Patienten. Dies gilt, wohlgemerkt, unter der Voraussetzung, daß das Pflegeteam, geführt von der Stationsleitung, *gleichberechtigt neben der Medizin*, die eigene Denkweise vollkommen verstanden und integriert hat, ohne sich von der Denkweise der Medizin anziehen, anstecken oder gar absorbieren zu lassen.

Trotz der Schwere und Ernsthaftigkeit, die alles umgibt, was mit Gesundheit, Krankheit und Tod zu tun hat, habe ich mich entschieden, meine Worte humorvoll auszuschmücken, und zwar durch die Zeichnungen eines Arztes, der seine eigene Denkweise mit Distanz zu betrachten weiß. Über gewisse Situationen zu lächeln heißt nicht, sich darüber lustig zu machen. Es bedeutet vielleicht den Versuch einer Entdramatisierung, um jenseits der Karikatur den verborgenen Sinn einer schwierigen Kommunikation zu erfassen und sie verbessern zu können.

Dies reicht bis ans Ende eines Lebens, denn ein Sterbender, wie auch immer man es drehen und wenden mag, ist ein *noch Lebender*, selbst wenn er uns das unerträgliche Bild unseres eigenen Todes vor Augen führt. Und wer ist schließlich da, in diesem Augenblick, soweit die Arbeit es gestattet? Die Pflegeperson; denn die Familie, selbst wenn sie rechtzeitig benachrichtigt wird, kann (oder will?) diesen letzten Abschnitt nicht immer begleiten. Auch der Arzt wird nur selten da sein, denn aus seiner Sicht erlebt er das bevorstehende Dahinscheiden als Fehlschlag oder auch als Befreiung, die er mehr oder weniger gut rechtfertigt, um seine Selbstsicherheit zurückzugewinnen und sich nicht anschuldigen zu müssen – dies im übrigen zu Recht, denn es gibt noch andere Patienten, die auf seine Kompetenz und Effizienz warten.

Aus all diesen Gründen sei dieses Buch den Pflegenden, aber auch den heutigen und zukünftigen Patienten gewidmet, die von der Pflegeperson und dem Pflegeteam *etwas anderes* erwarten als das, was ihnen die Medizin geben kann.

Als Frau und Pflegende

Es verwundert heute niemanden mehr, daß eine Hebamme seit der Antike eine Frau und kein Mann ist. Die Verweiblichung des Pflegeberufs vor allem im klinischen Bereich neben dem männlichen Arztberuf – traditionell und statistisch gesehen – überrascht nicht weiter. Es erscheint einleuchtend, daß eine Pflegeperson vorzugsweise eine Frau sein sollte, um zu pflegen, zu trösten und in den schwierigen Augenblicken eines Lebens zu begleiten. Alle Welt versteht, daß eine Pflegende in diesem Moment ganz eindeutig die Mutter, also diejenige Person ersetzt, die, nachdem sie ihm das Leben gab, das von ihr zur Welt gebrachte Kind in Schmerz oder Leid tröstet und sein Leiden lindert.

Dabei hat die Pflegende ihren Patienten doch gar nicht zur Welt gebracht!

Dies gehört demnach zum kollektiven Unbewußten und scheint von selbst abzulaufen. Für die jungen Frauen, die unter dem Vorwand, daß sie ja ihr Pflegediplom haben, diese Ersatzrolle spielen, ist das jedoch gar nicht so eindeutig. Ihre Ausbildung hat sie nicht gerade darauf vorbereitet, diese Rolle anzunehmen, selbst wenn sie sie instinktiv oder aufgrund persönlicher Sensibilität verstehen und akzeptieren.

Übertragung und Bemuttern

Die Pflegeperson darf nicht übersehen, daß sie der affektiven Übertragung der Patienten unabhängig von deren Alter ausgesetzt ist – und das trotz einer Fachausbildung, die einige Elemente der Psychologie und Soziologie enthielt.

Was in der Pädiatrie bei stationär behandelten Kindern natürlich, verständlich und klar umrissen erscheint, gilt ebenso für Erwachsene und alte Menschen. Bei letzteren ist es für die Pflegeperson jedoch deutlich schwieriger, die Projektion wahrzunehmen, die auf sie gerichtet ist. Dies hat mehrere Gründe.

Zum einen geht die Pflegeperson – da es sich bei den Patienten um Erwachsene bzw. alte Menschen handelt – ganz natürlich davon aus, daß *sie als solche*, d. h. als erwachsene Fachkraft gesehen wird: Ihre Ausbildung und Kompetenz schützen sie – so glaubt sie zumindest – vor möglicherweise auf sie gerichteten affektiven

Projektionen. Zum anderen hat man bei ihrer Ausbildung zu Recht besonders auf die Grenzen zum Bemuttern geachtet und sie für die Gefahren eines Autonomieverlustes der Patienten sensibilisiert. Das Werk der amerikanischen Pflegedozentin Virginia Henderson, das auf die Arbeiten des Sozialpsychologen Maslow aufbaut, ist noch immer aktuell: Die Pflege hat zum Ziel, den Patienten im günstigsten Fall wieder zur Autonomie in der Erfüllung seiner Grundbedürfnisse zu erziehen, im ungünstigsten Fall eine unzureichende Autonomie durch entsprechend angepaßte Reaktionen abzufangen. Es kann jedoch keinesfalls darum gehen, daß die Pflegeperson wieder zur «Mutter» der Kranken wird, indem sie sie infantilisiert und Abhängigkeiten schafft, die die Ausübung ihres Berufs beeinträchtigen und sie selbst affektiv in die Pflegebeziehung verwickeln könnten.

Schließlich und nicht zuletzt sind Pflegepersonen meist junge Frauen, die ein Privatleben haben und eine unabhängige und außerhalb ihres Berufs liegende affektive Vielfalt pflegen: Im allgemeinen erwarten sie von der Ausübung ihres Berufs nicht, daß dabei ihre möglichen affektiven Defizite abgedeckt werden. Selbst wenn sie ihren Beruf menschlich, taktvoll, sensibel und freundlich ausüben, beabsichtigen sie nicht, sich affektiv in die Pflegebeziehung einzubringen.

Aus all diesen und anderen hier nicht genannten Gründen weiß die Pflegeperson nichts von der Übertragung der Patienten, deren Objekt *sie* ist – sie kann oder will es nicht wissen. Und dennoch, ob sie will oder nicht: Unabhängig vom Profil ihres Patienten gibt es diese Übertragung. Warum?

Die Gründe dafür ergeben sich ebenso aus dem gesunden Menschenverstand wie aus der Psychoanalyse: Eine Krankheit oder Verletzung, die einen Menschen zum Behinderten macht und eine stationäre Versorgung oder häusliche Pflege notwendig werden läßt, und erst recht die Agonie, jene letzte Trauerarbeit, bedeuten für jeden Menschen einen Einbruch im Leben. In diesen Situationen kommt es unbewußt zu einer *regressiven* Forderung an das Bild der Frau und Mutter, das die Pflegende und ihre Kolleginnen verkörpern, ohne sich darüber im klaren zu sein.

Weil sie meist Frauen sind, bewirken Pflegende, die den Patienten in der Klinik umgeben, ohne es zu wollen, ein Wiederaufleben von Spuren der Erinnerung an die Kindheit und die in der Mutter-Kind-Beziehung gelebten Abhängigkeit.

Erschwerend und diese Übertragung erleichternd bzw. verstärkend kommt hinzu, daß die Pflegenden und ihre Kollegen den Körper des Patienten berühren und unausweichlich in die körperliche Intimität eingreifen, so wie sich einst die Mutter im Zusammenhang mit Körperpflege, Ausscheidung und Behaglichkeit um den Körper des Babys gekümmert hat.

Damals wurde die Mutter-Kind-Beziehung als Sicherheit, Wohlbefinden und Stärkung erlebt und verzeichnet. Zwingt eine Verletzung, Behinderung oder Krankheit jemanden dazu, sich von einem aus Frauen bestehenden und von einer Pflegenden geleiteten Team betreuen zu lassen, so tauchen diese Erinnerungsspuren aus dem Säuglingsalter wieder auf. Die Pflegende wird dann mit einer Funktion besetzt, die sie nicht beherrscht und auf die sie in keiner Weise vorbereitet ist. Sie soll nämlich bei ihren pflegerischen Handreichungen, die sie ausschließlich technisch und beruflich verstanden wissen möchte – selbst und vor allem dann, wenn sie feinfühlig und sensibel vorgenommen werden –, erneut die Rolle der Mutter spielen. Die Handreichungen erwecken also beim Patienten Erinnerungen an intime, weit zurückliegende und tiefe Empfindungen in Verbindung mit der ursprünglichen Mutterbeziehung.

Entsprechend der affektiven Geschichte und dem individuellen Grad der Zufriedenheit mit dem Mutterbild trifft die Pflegende und ihr Team bei ihrer Arbeit demnach entweder auf lähmende Passivität, verunsichernde Aggressivität oder positive Mitarbeit, die sie auf oberflächliche Weise dem Charakter des Patienten zuordnen. Bei Schwierigkeiten geben sie sich selbst die Schuld, indem sie sich fragen, warum sie versagt haben. Dabei wurden ihre Pflegebeziehungen durch die auf sie gerichteten Projektionen der Patienten und nicht durch die Art der Reaktionen beeinflußt, die sie einbringen zu können glaubten.

Manche Pflegende finden sich in dieser Beschreibung vielleicht nicht wieder und sind – wie es bisweilen in meinen Fortbildungsseminaren zum Ausdruck kam – der Ansicht, eine Leere auszufüllen, Defizite ausgleichen zu müssen, eine fehlende oder versagende Familie zu ersetzen, kurz, in allen Fällen ein affektives Terrain besetzen zu müssen, das von Angehörigen der gepflegten Person verlassen wurde.

Ich halte dies für einen Irrtum, der es vor allem der Pflegeperson ermöglicht, sich in der Illusion zu wiegen, sie sei *nützlich*, ja unersetzlich für den Patienten. Sie wird das Gefühl haben, auf eine offene oder unausgesprochene Forderung der von ihr gepflegten Person einzugehen. In Wirklichkeit wird sie unwissentlich die Regression dieses Kranken oder Sterbenden fördern, indem sie sein Verlangen, nicht mehr zu leben, unterstützt und den Kampf und damit auch seine *Menschenwürde* aufgibt zugunsten der bequemen Rückkehr in den Zustand des abhängigen Unterstützungsbedürftigen, mit anderen Worten, in den des Kindes.

So tröstlich und aufwertend diese Haltung bei einer Pflegeperson auch erscheinen mag, ist sie dennoch in Wirklichkeit eine *Kastration des Lebens*, selbst wenn sie mit Einverständnis des Patienten eingenommen wird. Diese Doppeldeutigkeit, bei der der Patient eine Alternative hat, läßt sich anhand eines sehr einfachen Schemas zusammenfassen:

1. Ich bin ein stationär aufgenommener Patient, oder ich werde zu Hause versorgt.

2. Der Arzt behandelt meine Krankheit.

3. Die Pflegeperson und ihre HelferInnen pflegen mich.

4. Ich fühle mich beim Pflegeteam, welches das Bild meiner Mutter repräsentiert, in Sicherheit.

5. Ich werde dazu angeregt, meine Gesundheit und Autonomie wiederzugewinnen (Lösung A), oder ich werde von der Pflegeperson und ihren HelferInnen so gut versorgt, daß ich mich wieder zum Kind werdend fühle (Lösung B).

Lösung A: Ich kämpfe, um zu leben und gesund zu werden.

Lösung B: Ich lasse zu, daß andere mein Leben in die Hand nehmen, das heißt, ich bin damit einverstanden, langsam zu sterben.

Unabhängig von der medizinischen Diagnostik und Therapie wird die gesamte Pflegestrategie durch implizite Entscheidungen des Patienten konditioniert. Es heißt entweder: «Ich gebe mir Mühe und kämpfe, um da herauszukommen», oder: «Ich gebe auf, lasse mich gehen in der Behaglichkeit der mütterlichen Pflege, mit der die Pflegeperson und ihr Team mich überhäufen». Es bedarf keines weiteren Beweises für die große Wirkung der geistigen und emotionalen Verfassung des Patienten unter Remission oder bei der Heilung gewisser langwieriger Krankheiten. Doch in der Haltung der Pflegeperson und ihres Teams wird manifestiert, ob die Übertragung des Patienten auf die betreffenden Personen berücksichtigt wird. Je nach ihrer Reaktion wird es entweder zu einem positiven, aufmerksamen, anregenden, empathischen und edukativen oder zu einem exzessiven, viel zu teilnahmsvollen Bemuttern kommen, was die Regression des Patienten unbewußt fördert, indem seine Weigerung zu leben unterstützt wird.

Zwischen diesen beiden Haltungen gibt es eine dritte, die aufgrund des Zeit- und Personalmangels sowie wegen der von verschiedenen medizinischen Teams im klinischen Bereich immer stärker geforderten Technologielastigkeit der Pflege zunehmend Verbreitung findet. Sie besteht in der Weigerung, hinzuschauen und damit die affektive Übertragung des Patienten zu berücksichtigen, sowie in der strikten Beschränkung der pflegerischen Maßnahmen auf die technischen Aspekte, auf das «Nursing» und die für die Bequemlichkeit des Patienten erforderlichen Handreichungen.

Natürlich bekommt man es als junge Frau schon mal mit der Angst zu tun, wenn einem die Existenz dieser Übertragung des Mutterbildes auf die eigene Person klar wird, vor allem, wenn man sich vor Augen hält, welche Bedeutung eine Berücksichtigung dieser Übertragung für die Stimmung und die Gesundheit des Patienten hat. Aber die Pflegeperson und ihr Team sind nicht umsonst da: Der Mensch ist so gemacht, daß im Leiden, bei Herabsetzung und Verwundung, bei einer Behinderung fürs Leben und im Sterben die Gestalt der Mutter vom Grund seines Gedächtnisses aufsteigt, um sich an diejenigen zu heften, die ihn pflegen und stärken. Durch die Verbindung der Vorstellungen – und weil sie eine Frau ist – richtet sich diese meist unausgesprochene Forderung unausweichlich an die Pflegende und ihr Team.

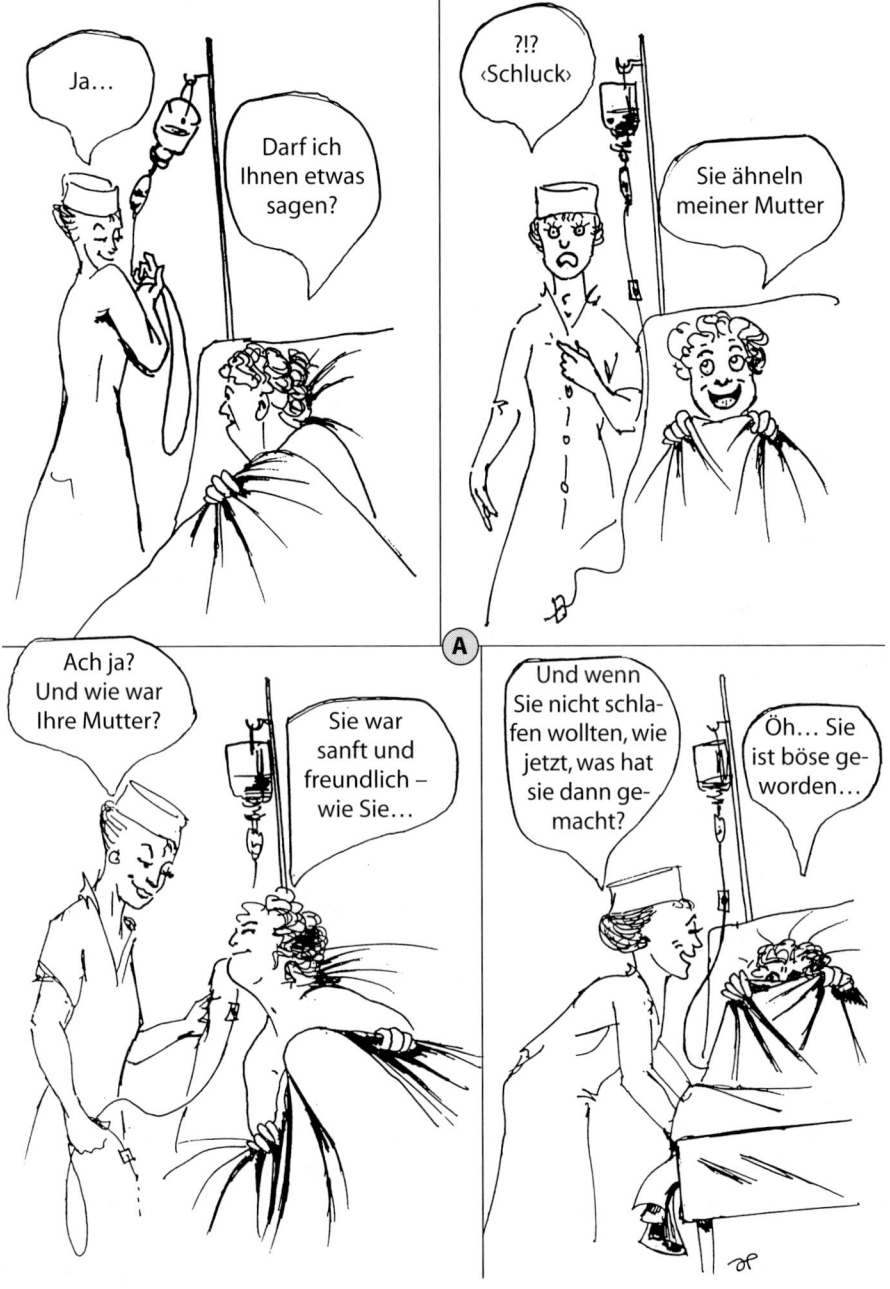

Indessen geht es nicht darum, «Mutter zu spielen», sondern zunächst einmal darum, zu wissen und zu akzeptieren, daß diese Übertragung existiert, um sich ihrer mit dem Ziel zu bedienen, dem Patienten neuen Geschmack am Leben und den Wunsch zu kämpfen zu vermitteln.

Bei genauem Hinsehen ist die Mutter nämlich nicht nur diejenige, die ein Kind in seinem Leiden pflegt, sondern vor allem diejenige, die das Leben gibt, nährt, zur Autonomie erzieht und für das erste Lernen von Sprache und Kommunikation sorgt. Und eben dieses *positive* Bemuttern wird von der Pflegenden und ihrem Team erwartet.

Mir ist bewußt, daß die meisten Pflegenden um diese Dinge wissen und sie bereits praktizieren: Sie wissen nicht nur die Autonomie der von ihnen gepflegten Patienten zu respektieren, sondern sie kennen auch die Bedeutung von Gesundheitserziehung und Stimulation. Wenn sie ihre Worte und Gesten so anpassen, daß sie dieser affektiven Übertragung aus dem Wege gehen können, weil sie ihr mißtrauen, mißtrauen sie auch ihrer eigenen Reaktion: Sie fürchten sich nicht ohne Grund davor, *sich selbst* affektiv einbringen zu müssen und daran zu leiden, sich deswegen zu verzetteln bzw. die Effizienz ihres pflegerischen Handelns zu untergraben.

Niemand fordert jedoch von den Pflegenden, sich selbst einzubringen, nicht einmal der Patient, der ausschließlich mit seiner Übertragung beschäftigt ist. Wozu also, wird man fragen, diese Übertragung identifizieren, wenn doch nicht darauf eingegangen werden muß?

Es stimmt: Man muß nicht darauf eingehen, aber die Übertragung *läßt sich als Lebenssignal nutzen*, im Sinne des Lebens, des Lebenswillens und des Festhaltens am Leben, statt wie so oft und nicht ohne Grund zum regressiven und kastrierenden Bemuttern.

Zusammenfassend läßt sich das Phänomen mit wenigen Worten beschreiben, wie etwa in dem folgenden fiktiven Dialog zwischen einem Patienten und einer Pflegenden.

Patient: «Schwester, ich habe Schmerzen. Mir geht's schlecht. Bitte helfen Sie mir und trösten Sie mich, wie es meine Mutter tat, als ich noch klein war...»

Pflegende: «Warum hat Ihre Mutter Sie getröstet und gepflegt?»

Patient: «Aber... weil sie mich geliebt hat, natürlich!»

Pflegende: «Wenn man jemanden liebt, was wünscht man sich dann für ihn?»

Patient: «Man will, daß es ihm gutgeht, daß er glücklich und gesund ist, nehme ich an.»

Pflegende: «Gut! Was erwarten Sie also wirklich von mir?»

Patient: «...?!... Na ja, daß Sie es machen, wie meine Mutter!»

Pflegende: «Und das heißt?»

Patient: «Daß Sie mir wieder das Verlangen geben, bei guter Gesundheit zu sein und mich wohl zu fühlen ...»

Pflegende: «In diesem Punkt können Sie auf mich und meine Kolleginnen und Kollegen zählen.»

Dieser kleine, fiktive, aber nicht undenkbare Dialog ist deshalb interessant, weil darin die *regressive* Forderung des Patienten, lustvoll wieder die Verbindung zur Mutter zu knüpfen, in Richtung auf die tatsächliche Funktion der Mutter verschoben wird, nämlich darauf, Leben zu geben und wieder Lust, Verlangen und Kraft zu vermitteln, um für das Leben und die Genesung zu kämpfen.

Durch die Art ihrer verbalen Kommunikation nutzt die Pflegende in diesem Fall die offen eingestandene Übertragung sowohl als treibende Kraft wie auch als Energiequelle, um die Mitarbeit des Patienten bei der Pflege zu gewinnen.

Natürlich handelt es sich dabei nur um eine grob umrissene, ideale Kommunikation. Merken wir uns jedoch zumindest deren Geist, wenn nicht gar die Taktik, die darin besteht, die Übertragung eher zu nutzen, statt sie zu verleugnen oder abzuwehren.

Wie in der Beziehung zwischen einem Psychoanalytiker und seinem Klienten ist die Übertragung auch in der Beziehung zwischen Pflegeperson und Patient kein Hindernis, sondern Motor und Garant für das Gelingen der Heilung einerseits und für den Erfolg der pflegerischen Denkweise andererseits.

Nichts ist normaler: Die affektive Übertragung ist ein Zeichen des Lebens. Statt sie wie ein störendes Element zu fürchten, sollten wir sie im Sinne des Lebenwollens zu nutzen wissen.

Weder Nonne noch Geisha

Die Ursprünge des Pflegeberufs in den Ländern romanischer Kultur mit überwiegend katholischem Einfluß, z. B. Frankreich, Spanien, Italien und Portugal, und in den Ländern deutschsprachiger oder angelsächsischer Kultur mit überwiegend protestantischem Einfluß sind nicht identisch, und zwar aus zwei oft miteinander verwechselten Gründen.

Der erste Grund liegt darin, daß die Pflegeperson und Pflegende allgemein in den Ländern katholischer Tradition vieles der Rolle der Nonnen verdanken. Diese wirkten seit dem 16. Jahrhundert in Klöstern und später mit Genehmigung des Vatikans zunehmend losgelöst in den Hospizen für Alte und Bedürftige sowie schließlich in den örtlichen Spitälern, die zu ihrem jeweiligen Orden gehörten, bevor sie vom Staat säkularisiert und in staatlichen oder kommunalen Besitz überführt wurden.

In den Ländern mit überwiegend protestantischer Tradition, wie in Deutschland, in der Schweiz und in Großbritannien, in den USA, den Niederlanden, Dänemark und Schweden, gab es praktisch keine religiösen Orden. Pflegende wurden in Hospitälern oder Kliniken als Lohnabhängige rekrutiert, die im allgemeinen Zivilpersonen unmittelbar unterstanden – religiösen Laien –, um den Ärzten zu assistieren, die in lokalen, kantonalen, regionalen oder föderalen sowie in privaten, durch Stiftungen geschaffenen Einrichtungen als Voll- oder Teilzeitkräfte tätig waren.

Die erstaunliche Vielgestaltigkeit in der Art der Ausübung des Pflegeberufs, vor allem im Unterschied zwischen Europa und Nordamerika, erklärt sich demnach vor allem aus der Geschichte: Weil sie vor Ort waren – Klöster lagen jeweils in unmittelbarer Nähe des Hospiz bzw. Hospitals –, sorgten die Nonnen für eine kontinuierliche Pflege. Die Ärzte brauchten dadurch nur in Einzelfällen als externe Konsiliare einzugreifen, und ihr Wirken war im wesentlichen auf die ambulante Praxis, eine Tätigkeit als Stadtmedikus oder auf die Lehre beschränkt. Deshalb waren die Nonnen, selbst wenn sie nur eine praktische Ausbildung erfahren hatten, mit an sie delegierten ärztlichen Kompetenzen bis hin zur Auswahl und Durchführung von Behandlungen betraut. Ganz natürlich haben die Pflegenden dieser Länder mit katholischer Kultur etwas von der Ambivalenz der früher von den Nonnen ausgeübten Funktionen geerbt: den Arzt zu ersetzen, wenn er abwesend ist, und gleichzeitig ein Team von Hilfskräften in Schwung zu halten, die sich um die Ernährung und Körperpflege der Hospitalisierten kümmerten und die Räume sauber hielten.

In den Ländern protestantischer Kultur haben die in klinischen Einrichtungen beschäftigten laizistischen Pflegepersonen aufgrund eben dieses Fehlens pflegender Nonnen sofort die genauen Grenzen ihrer Funktion – auch sie in perfekter Ergänzung zur Anwesenheit des lohnabhängigen Arztes – kennengelernt: sich um den Patienten kümmern, die verordneten Medikamente austeilen, aber nicht in medizinisches Handeln eingreifen.

Aus dieser vielgestaltigen Geschichte gibt es noch ein Begriff angelsächsischen Ursprungs zu klären, das die Pflegefunktion beschreibt und heute unterschiedslos in allen westlichen Ländern verwendet wird, und zwar das Wort «Nursing». Dieser Begriff stammt vom englischen Wort «nurse» ab, mit dem im angelsächsischen Raum die Pflegeperson bezeichnet wird. Dieses Wort wiederum leitet sich von dem französischen Begriff «nourrice» her, mit dem im 19. Jahrhundert die Person gemeint war, welche – als Ersatz für die Mutter – mit der frühesten Versorgung und Erziehung betraut war!

Das kollektive Unbewußte ist wirklich zählebig: Die Angelsachsen haben sich entschieden, die Pflegeperson, die parallel zum medizinischen Ansatz für die Pflege sorgt, «nurse» zu nennen, während doch dieses Wort historisch gesehen die Person bezeichnet, die bei kleinen Kindern die Mutter ersetzt! Die Deutschen nennen eine laizistische Pflegeperson, die sich um die Kranken kümmert, «Schwester», nach dem Vorbild der katholischen Nonne…

Dies alles kann nur bedeuten, daß Worte nicht bloß Träger der Geschichte von Institutionen des Gesundheits- oder Sozialwesens, sondern vor allem auch unbewußter Forderungen der Patienten sind.

In der angelsächsischen Welt ist die Pflegeperson Erbin der «nourrice», d. h. der Amme, die die Mutter ersetzte. In Deutschland und in der deutschsprachigen Schweiz wird sie gar mit der Bezeichnung für katholische Nonnen angesprochen, die das Gelübde der Armut, der Keuschheit und des Gehorsams abgelegt haben…

Über die Geschichte und Kulturen hinaus zeichnet sich etwas Gemeinsames ab. Dabei geht es um die Pflegeperson und das Bild, welches das kollektive Unbewußte von ihr unterhält: Die Pflegeperson ersetzt in der Tat «die Mutter»; aber es ist eine *geschlechtslose* Mutter, betraut mit einer den pflegenden Nonnen vergleichbaren Bestimmung – und dies auch in den Ländern, in denen es keine Nonnen gab!

Von nun an wird die Pflegeperson, sei sie laizistisch, verheiratet oder nicht, überall mit einer «Mutter» gleichgestellt, die die drei religiösen Gelübde abgelegt hat:

1. *Armut*, denn es ist nicht einzusehen, wie sich eine Pflegeperson bereichern kann, indem sie arme Kranke pflegt!

2. *Keuschheit*, denn es ist ebenso indiskutabel, daß das auf die Pflegeperson übertragene Mutterbild vermuten läßt, sie könnte eine Sexualität haben – genauso wie auch das Kind seiner Mutter und seinen Eltern im allgemeinen das Recht auf ein unabhängiges Sexualleben abspricht.

3. *Gehorsam*, weil es ausgeschlossen ist, daß die Pflegeperson zum Wohle der Gesundheit des Patienten nicht gleichzeitig sowohl auf dessen kleinste Regung als auch auf die Anweisungen des Arztes – Vaterfigur und ebenfalls Objekt der Übertragung – reagiert.

Eine Karikatur? Ganz gewiß nicht. Wenn streikende Lastwagenfahrer eine Gehaltserhöhung einfordern, erfahren sie eine gewisse Sympathie selbst bei denjenigen, deren berufliche Tätigkeit sie lahmlegen, und sogar bei ihren Kollegen im Ausland. Wenn Pflegepersonen aus den gleichen Gründen in Streik treten, bleiben sie unverstanden, denn man weiß, daß sie in der Klinik *unter allen Umständen* eine Minimalversorgung sicherstellen. Die unausgesprochene kollektive Argumentation lautet: «Das kann Mama mir doch nicht antun, wenn ich es doch brauche!»

So gibt es zwischen dem kollektiven Unbewußten mit seinen Projektionen auf den Pflegeberuf einerseits und der Berufswirklichkeit andererseits einen Graben, der ans Irrationale grenzt.

Lassen Sie uns auf dem Gebiet kollektiver Phantasien über den Pflegeberuf und die Pflegenden im allgemeinen fortfahren. Manche Männer nähren unabhängig davon, ob sie schon einmal im Krankenhaus gelegen haben oder nicht, hinsichtlich der Pflegenden ambivalente Vorstellungen, die mit dem Gelübde der Keuschheit nicht mehr das Geringste zu tun haben… Um genauer zu sein: Manche Männer kultivieren im Hinblick auf klinisch tätige Ärzte und vor allem auf Chirurgen eine einfältige, abhängige und beinahe eifersüchtige Bewunderung für das, was sie für die Früchte der Macht halten, die diese Ärzte über die aufs Äußerste feminisierte Gruppe der Pflegenden ausüben, welche sie umgibt, nämlich die Faszination, die der ärztliche Phallus in der männlichen Vorstellung ausübt und die um so geheimnisvoller ist, als er mit dem Tod flirtet.

«Stellen Sie sich vor: So viele Frauen um einen einzigen Mann! Und unter dem Kittel sind sie praktisch nackt…!» Wie oft habe ich diese Art von Reflexionen von Männern zu hören bekommen, die im übrigen wußten, daß ich bei Pflegepersonen interveniere, und mir mit gewollt anzüglichem Augenzwinkern zu verstehen gaben: «Glückspilz! Und Sie sind jetzt mit all diesen Mäuschen zusammen!»

Diese Worte geben die in der Klinik gelebte Wirklichkeit natürlich nicht wieder, nicht einmal eine zwangsweise unbekannte menschliche Wirklichkeit. Sie spiegeln lediglich die Phantasmen derjenigen wider, die sich in dieser Weise ausdrücken.

Weil sie eine Frau ist, nimmt die Pflegeperson diese Art männlicher Projektionen wahr und versteht sie im übrigen fälschlicherweise als auf sich gerichtet. Dabei handelt es sich eigentlich um das Begleichen einer ödipalen Rechnung mit dem phantasierten Vaterbild, übertragen auf die Person des Chefarztes oder dessen Abbild bzw. des gleichfalls phantasierten «Liebhabers», der bei den Pflegeteams interveniert. Und die unausgesprochenen Äußerungen dieser hospitalisierten Männer, die gegenüber den betreuenden Pflegepersonen zweideutige Worte und Gesten riskieren, könnten etwa so lauten: «Auch ich werde mir die Frauen gönnen, die sich mein Vater leistet!»

Auf die Gefahr hin, manche Pflegende zu enttäuschen, die diese Zeichen sexueller Begierde zuallererst auffangen und auf sich selbst bündeln, würde ich gerne beweisen, bis zu welchem Punkt Pflegende lediglich Gefangene eines symbolischen Tötungswunsches sind, der am Bild eines anderen ausgelebt wird. In Wirklichkeit geht es um den Chefarzt, der die Mutter, ohne daß sie sich dessen bewußt ist, mit Beschlag belegt hat und auch weiterhin eine Macht über sie ausübt und dem Sohn den Zugang zu ihr verbietet…

Wenn also eine Pflegeperson zum Gegenstand anstößiger Worte oder schlüpfriger Gesten eines männlichen Patienten wird, so bedeutet das im Klartext, daß diese nicht auf sie, sondern auf den Arzt, ihren Chef, abzielen, gegen den der Patient seine Phantasmen richtet. Deren Botschaft könnte etwa so lauten: «Siehst du, Papa, auch ich kann mir Mama leisten, und sogar deine Geliebten…»

Wenn die Pflegenden und ihre Kollegen dies unabhängig von der legitimen Befriedigung, sich als Objekt der Begierde zu fühlen, begreifen könnten, würden sie sich weniger gestört und irritiert fühlen und wären vor allem auch weniger feindselig gegenüber diesen hospitalisierten Männern, die lediglich ihre Phantasien projizieren. Damit ist also klar: Die Falle für eine Pflegende besteht ebenso sehr darin, als Mutter oder Nonne wie auch im äußersten Fall als Geisha angesehen zu werden, jene ergebene (aber bezahlte) Kurtisane zur Befriedigung männlicher Phantasien in der japanischen Kultur.

Es steht mir nicht zu, einer Pflegenden die Haltung vorzuschreiben, die sie in diesen Beziehungssituationen einnehmen soll. Ich möchte bei ihr lediglich den Wunsch erwecken, die Natur dieser Übertragung, deren Objekt sie ist, zu erkennen. In Kenntnis der Ursache ist es dann an ihr, die weitere Entwicklung zu bestimmen, je nachdem, was mit den Wünschen und Werten am besten übereinstimmt, die sie für geeignet hält, dem Patienten zu vermitteln. Dies geschieht abhängig von der Würde, die sie sich selbst sowohl als Pflegende als auch als Frau beimißt.

Ich stelle mich hier nicht auf eine moralische Ebene, sondern beziehe mich auf Werte, die das Leben betreffen. Ein Patient, stationär oder ambulant, für den Rest seines Lebens behindert oder sterbend, steht doch immer noch im Leben. Das heißt aber noch lange nicht, daß wir unsere innersten Phantasmen an Frauen ausleben dürfen, ohne dafür strafrechtlich zur Verantwortung gezogen zu werden. Krank oder behindert zu sein oder im Sterben zu liegen bietet weder eine Entschuldigung noch ist es ein mildernder Umstand, denn schließlich behält der Mensch bis zum Schluß seine Rechte, aber auch seine Pflichten gegenüber seiner Umgebung, auch wenn es sich um pflegende Frauen handelt. Zusammenfassend bedeutet dies, daß eine Pflegende, die bis zuletzt den auf sie projizierten sexuellen Phantasmen hospitalisierter Männer widersteht, nicht nur der Vorstellung dient, die sie von ihrer Würde als Frau hat. Sie wahrt auch für ihren Patienten *bis zuletzt* dessen Würde als Mann. Der Respekt vor der Autonomie beschränkt sich nämlich nicht nur primär auf die Vitalfunktionen, sondern liegt selbstverständlich auch in der Erhaltung menschlicher Werte. Es sei denn, man beschließt eines Tages, daß ein Kranker außerordentliche Rechte über eine gesunde Person hat. Aber wer sollte das tun, und auf welcher Grundlage? Ohne es ausdrücklich zu sagen, würde man an einem solchen Tag beschließen, daß Kranke, Behinderte oder Sterbende Untermenschen sind, die Anspruch auf eine Beziehung erheben, die sich von den Gesunden unterscheidet. Es wäre Faschismus mit umgekehrten Vorzeichen, in dessen Namen dem Status des Kranken besondere Rechte zukämen.

Zwei Formen der Annäherung an den Patienten

Anläßlich eines Fortbildungsseminars in seiner Klinik zum Thema «Die Denkweise der Pflege» war einem Chefarzt daran gelegen, mich kennenzulernen. Sehr prosaisch wollte er vor allem wissen, was ein «Fremder» und obendrein noch Nichtmediziner seinen Pflegenden denn schon erzählen könne – eine mehr oder weniger direkte Art, einen Teil seiner Macht zurückzugewinnen, die er bedroht glaubte…

Ich habe ihn eingeladen, an einer morgendlichen Sitzung teilzunehmen. Er spielte mit, konnte sich jedoch zum Schluß nicht zurückhalten, mir zu sagen: «Also wirklich! Es braucht doch keine sechs Tage, um diesen Damen beizubringen, was sie bei Pipi, Kaka, Ratz und Schmatz machen müssen!»

Mit Humor und einem Schuß Zynismus hatte er in ein paar Worten zusammengefaßt, was er für den pflegerischen Ansatz hielt: Ausscheidung, Schlaf, Körperpflege und Ernährung…

Tatsächlich brachte dieser brave Chefarzt ganz offen zum Ausdruck, was eine ganze Reihe von Ärzten über die nicht mit der Ausführung ihrer Anweisungen verbundene Pflegetätigkeit denkt: ein palliatives Bemuttern mit bestenfalls einer stärkeren Sorge um die Hygiene.

Bei einer anderen Gelegenheit im gastlichen Rahmen eines Abends unter Freunden befragte mich ein junger Klinikarzt über den angeblich spezifischen Charakter der pflegerischen Denkweise im Vergleich zur Denkweise in der Medizin und schloß mit den Worten: «Letztlich gibt es aber doch nur eine Denkweise in Behandlung und Pflege, ein einziges Team für denselben Patienten!» «Welches?» fragte ich. «Na ja, die des Arztes natürlich. Schließlich leitet er das Pflegeteam.»

An diesem Abend habe ich bedauert, daß die einzige anwesende Pflegeperson – seine Frau in diesem Fall – weder in der Lage war, auf diesen Punkt zu antworten, noch darüber zu diskutieren. Allerdings hatte sie im wesentlichen als Fachpflegeperson für Anästhesie im OP und damit ständig unter der Anweisung eines Arztes gearbeitet.

In der Tat sprach auch dieser junge Arzt offen aus, was eine ganze Reihe seiner Kollegen im Stillen denkt oder – schlimmer noch – über das sie überhaupt nicht nachdenkt, denn die meiste Zeit machen sie sich über diese «Feinheiten» lustig. Dabei verbirgt sich dahinter eine grundsätzliche und vor allem sehr aktuelle Frage, die Auswirkungen auf das gesamte Gesundheitssystem hat: Ist Gesundheit lediglich die Abwesenheit von Krankheit?

Ich bin nämlich davon überzeugt, daß die offizielle Anerkennung einer Denkweise der Pflege *gleichberechtigt neben* der Denkweise der Medizin nicht mehr und nicht weniger von einer Definition der Gesundheit abhängt, die eben gerade nicht auf das Fehlen von Krankheit reduziert ist. Ob die Pflegenden selbst davon überzeugt sind, ist nicht einmal sicher, und zwar aus mehreren Gründen.

Ein Grund liegt im Notfallcharakter, den die Erkrankungen und Verletzungen bisweilen für das Leben des einzelnen annehmen können. Dann gehen natürlich die Denkweise und die Handlungen der Medizin vor, und die Pflegenden handeln vorrangig nach den Anordnungen des medizinischen Teams.

Ein weiterer Grund liegt in der Überspezialisierung der Medizin, vor allem in den vergangenen 20 Jahren in westlichen Ländern. Sie hat die Ausbildung von Pflegepersonen sehr stark beeinflußt, indem sie ihre Berufspraxis auf den Erwerb und die Anwendung technischer Kompetenzen ausrichtete, die von den klinisch tätigen ärztlichen Teams mehr und mehr gefordert wurden.

Schließlich – und das ist vielleicht das Haupthindernis – liegt ein Grund auch darin, daß die Pflegenden und ihre Kollegen die Denkweise der Pflege *instinktiv* als ganz natürliche Sache von innen heraus leben, wodurch mit gesundem Menschenverstand all das großzügig abgefangen wird, was die Denkweise der Medizin bisweilen an kalter und unmenschlicher Technikbezogenheit demonstriert, ohne sich die Mühe zu machen, diese Haltung zu reflektieren. In ihren Augen ist es nicht zwingend erforderlich, daß eine spezifische Denkweise identifiziert und verteidigt werden müßte, die für den gesunden Menschenverstand und vor allem für die Qualität der Tag für Tag mit den Patienten gelebten zwischenmenschlichen Beziehungen steht. Es genügt ihnen, wenn Pflegende von Fall zu Fall im Namen des gesunden Menschenverstandes und der schlichten Menschlichkeit gewisse ärztliche Entscheidungen anfechten, vor allem bei Starrköpfigkeit des Patienten hinsichtlich der Therapie, oder wenn sie bei einem Patienten im Endstadium erkennen, daß das Problem der Schmerzen ungenügend angegangen wird. Aber – um es klar auszudrücken – außer in diesen Grenzsituationen besteht ihrer Meinung nach kaum Bedarf, neben der medizinischen Denkweise eine eindeutig pflegerische Betrachtungsweise des Patienten zu vertreten.

Und genau in diesem Punkt täuschen sich Pflegepersonen, indem sie einer voreiligen, aber dennoch gerechtfertigten Überlegung folgen: Durch konkretes Handeln im Interesse der Gesundheit des Patienten wollen sie sich so rasch wie möglich dem Wesentlichen widmen. Eine eigene Denkweise realisieren? Was soll's?! Nur das Ergebnis zählt: Dem Betroffenen geht es besser, er leidet weniger, gewinnt wieder Geschmack am Leben oder ist im ungünstigsten Fall im Endstadium seiner Krankheit ruhig und ausgeglichen.

Warum behaupte ich, daß sie sich täuschen? Natürlich tun sie dies nicht unmittelbar im jeweiligen Einzelfall, sondern mittel- und langfristig im Hinblick auf die Durchsetzung einer Denkweise und eines Herangehens an Gesundheit, die *anders* sind als die klassische medizinische Denkweise, diese jedoch ergänzen.

Um eben dies zu zeigen, habe ich dieses Kapitel verfaßt. Tatsächlich stellt es den konkretesten Teil der Hommage an die Pflegenden und ihre Teams dar, selbst und vor allem dann, wenn sie glauben, keiner Würdigung zu bedürfen! Ich will von der Originalität sowie vom menschlichen und intellektuellen Wert ihrer spezifischen Denkweise berichten, die dem medizinischen Ansatz ebenbürtig ist und diese ergänzt.

Was bedeutet die Gesundheit für einen Menschen? Hinter dieser Diskussion verbirgt sich eine Frage, auf die die Pflegenden selbst nicht immer die Antwort kennen, die indessen brennend aktuell ist und bedeutende politische, ökonomische und philosophische Folgen hat.

Ich zweifle, also bin ich...

Beginnen wir bei der medizinischen Denkweise, um auch ihr insofern Achtung zu erweisen, als es ihr – leider auf die westlichen Länder beschränkt – in weniger als 100 Jahren gelungen ist, die Lebenserwartung des Menschen um durchschnittlich 40 Jahre zu erhöhen.

Wie hat sie das geschafft? Die Ergebnisse der biologischen, genetischen und pharmazeutischen Forschung tendieren dazu, uns den Erfolg zu verschleiern, den eine von jetzt an als «klassisch» bezeichnete Medizin ihrer eigenen Argumentations- und Funktionsweise verdankt.

Diese Funktionsweise geht geradewegs aus dem kartesianischen Denkschema hervor. Mitten im 17. Jahrhundert zwingt Descartes dem menschlichen Geist eine ganz eigene Art des Zugangs zur Wirklichkeit auf: den *Zweifel.* Lassen Sie uns über die Feinheiten und die Verbreitung seiner Argumentation hinweggehen, die ihn sogar so weit führten, einen Beweis für die Existenz Gottes vorzuschlagen. Merken wir uns von seiner Annäherung an die Wirklichkeit vor allem jene intellektuelle Einsicht, die mit Jahrhunderten von im voraus festgesetzten theologischen und dogmatischen Überzeugungen bricht und die Fundamente der modernen wissenschaftlichen Denkweise legt. Sie besteht darin, zu bezweifeln, daß man angesichts der Wirklichkeit Recht hat, Informationen zu sammeln, die Beobachtungen zu vervielfachen und zu versuchen, Verbindungen zwischen den beobachteten Fakten, den vermuteten Ursachen und den wahrgenommenen Auswirkungen zu knüpfen, bevor eine Diagnose gestellt oder ein therapeutisches Vorgehen in

Angriff genommen wird, dessen erstes Ziel darin besteht, zu überprüfen, ob die gestellte Diagnose richtig oder falsch ist.

Auch wenn die Ärzte alles vergessen haben, was sie Descartes verdanken, beruht ihre Berufsausübung sowohl bei Erfolg als auch bei Mißerfolg gänzlich auf dem *schöpferischen Zweifel*. Dieser respektiert die Wirklichkeit in hohem Maße und hat einer rein empirischen Disziplin dazu verholfen, Ursachen erfolgreich anzugehen, indem ihre Wirkungen auf den menschlichen Organismus unterbunden werden.

Aus diesem hier in verkürzter Form wiedergegebenen philosophischen Erbe hat die westliche Medizin eine Argumentation abgeleitet, deren Genialität bei aller Einfachheit nicht übersehen werden darf: Jede Krankheit bzw. jede Verletzung hat eine Ursache, die ausfindig gemacht werden muß, um sie anzugehen. So entsteht die Diagnostik oder, bisweilen etwas bescheidener ausgedrückt, eine Orientierung. Die Aufgabe der Therapie besteht demnach im Beseitigen der beobachteten Symptome, eben jener Zeichen, die die Diagnose bzw. Orientierung ermöglicht haben.

Mit einem Mal bedeutet die dauerhafte oder vorübergehende Beseitigung besagter Symptome die Bestätigung der gestellten Diagnose und nicht, wie Pflegende oft glauben, die Auswertung der begonnenen Therapie.

«Das ist aber doch dasselbe», wird man mir entgegenhalten. Nicht ganz: Bleibt ein verordnetes Medikament bei einer diagnostizierten Erkrankung ohne Erfolg, so schließt der Arzt daraus nicht ohne weiteres, daß die Substanz wirkungslos ist, sondern er fragt sich vor allem, ob die von ihm gestellte Diagnose, die zur Wahl einer gewissen Behandlung geführt hat, stichhaltig ist. Hat die Therapie negative oder gar keine Auswirkungen auf den Patienten, so bedeutet dies für ihn, daß er sich in der Ursache oder in der Gesamtheit der Ursachen geirrt hat. Pflegende wiederum bewerten die Ergebnisse einer Behandlung aufgrund ihrer eigenen Denkweise, die weiter unten näher untersucht wird, und neigen spontan zu dem Schluß, daß sie nicht «gut» sei, weil sie keine Wirkung hat. Das sind jedoch zwei verschiedene Sichtweisen. Doch die medikamentöse Therapie hat für sich allein keinerlei Wert. Erst ihre wohldurchdachte Verbindung mit der Diagnose macht sie wirklich wertvoll, unabhängig von Nebenwirkungen und Kontraindikationen, die bei der medizinischen Denkweise ebenfalls berücksichtigt werden müssen.

Durch Zweifel und Mutmaßungen, unter Berücksichtigung der beobachteten Wirklichkeit und ohne ein anderes Ziel (aber was für eines!), als die Verbindung zwischen Ursache und Wirkung zu unterbrechen, d. h. die Symptome verschwinden zu sehen, ist dieser Ansatz ein durchaus empirischer.

Diese Art der Argumentation ist wirklich bewundernswert angesichts der Bescheidenheit, die sie bei der Annäherung an die Wirklichkeit, in diesem Fall an die Krankheit übt. Wenn die Medizin schon keine exakte Wissenschaft ist, wie es die Mediziner ganz richtig zugeben, gehört sie dennoch zum Besten, das die Wissenschaft des Westens an Denkweisen hervorbrachte, nämlich den Empirismus bzw. die sorgfältige Beobachtung und Berücksichtigung der Wirklichkeit mit dem Ziel, verifizierbare Antworten den Ursachen der beobachteten Phänomene – der Symptome – zuzuordnen. In dieser Hinsicht ist die Medizin keine exakte Wissenschaft, sondern vielmehr eine echte experimentelle Wissenschaft, deren Theorie beständig durch die Praxis genährt, erneuert und angepaßt wird und ihrerseits die medizinische Lehre fördert. Demnach wäre es nicht falsch zu sagen, daß sich ein praktizierender Arzt in kontinuierlicher Fortbildung befindet.

Meine Bewunderung für die (westliche) medizinische Denkweise dürfte damit verständlich geworden sein. Ihre Leistungen sind nicht nur auf den – im übrigen unleugbaren – Einfallsreichtum der Pharmakologie zurückzuführen, die ihrerseits der medizinischen Praxis viel verdankt. Aus der Philosophie Descartes und seiner Huldigung des Zweifels hervorgegangen, ist die klassische medizinische Denkweise zum Glück auch weiterhin ein Bollwerk gegen alle mehr oder weniger dogmatischen oder «spirituellen» Erklärungssysteme, die gegenwärtig lautstark vorgeben, Krankheit anderen kausalen Verbindungen zuordnen zu können, die jedoch auf Dauer keine Lösungen bieten, durch die sich Menschenleben retten ließen.

Wenn ich höre, wie jemand die Denkweise der klassischen Medizin kritisiert und sich gleichzeitig für die sogenannte Alternativmedizin ausspricht, reizt es mich zu fragen: «Welche Art von Medizin hat die Lebenserwartung des Menschen konkret verlängern können?»

Und da bricht mit einem Mal Schweigen aus. Das täuscht jedoch nicht darüber hinweg, daß das, was der klassischen Medizin vorgeworfen wird, in Wirklichkeit auf einer Verschiebung des Blickwinkels beruht: Im Visier stehen gewisse Mediziner und nicht die Medizin als solche; der Vorwurf gilt der Art des Praktizierens, wo sie menschliche Aspekte und vor allem deren Universalität außer acht läßt und sich letztlich nur für die Krankheit und nicht für den Kranken interessiert.

Und in diesem Punkt verstehe ich den Vorwurf, denn er ist zum großen Teil berechtigt. Paradoxerweise ist das, was man der westlichen Medizin vorwerfen kann, genau das Gegenteil von dem, was ihren Erfolg ausmacht: die ausschließlich empirische Natur ihrer Denkweise. Aufbauend – wie wir gesehen haben – auf dem Beobachten und Verifizieren von Phänomenen, die durch die Krankheit hervorgerufen werden, begnügt sich die medizinische Denkweise mit einer einzigen kausalen Verbindung: Erkennen und Interpretation von Symptomen → Diagnostik → Verordnungen → Schlußfolgerungen.

Nun ist aber diese Denkweise trotz ihrer Bescheidenheit und unbestreitbaren Effizienz nicht ausreichend, weil sie bewußt andere Aspekte und damit *andere*, über die beobachteten Symptome hinausgehende *kausale Verbindungen* vernachlässigt. Dazu gehören psychische Aspekte, Affektivität, die persönliche Biografie und bisweilen ganz einfach das vorhandene oder fehlende Verlangen, zu leben und gesund zu werden.

Weil der Kranke ein Mensch ist, ist seine Krankheit weder eine *Sache* noch ein Prozeß rein organisch-mechanischer Natur. Ein einziger Beweis unter vielen für diese Feststellung mag genügen: Die Auswirkung der Psyche auf das Immunsystem einer Person ist keine Hypothese mehr, sondern eine beobachtete und verifizierte Tatsache, vor allem bei langwierigen Erkrankungen wie z. B. Krebs oder gewissen neurologischen Erkrankungen. Und – was noch häufiger vorkommt – wer hat bei Müdigkeit, Überarbeitung und sich häufenden Problemen im Gefühlsleben nicht schon erfahren können, daß vor allem der Allgemeinzustand geschwächt wird und man sich z. B. leichter irgendeine Hautkrankheit oder eine Erkältung zuzieht? Wie ließe sich sonst erklären, daß das Haar infolge eines plötzlichen Trauerfalls oder bei der Ankündigung einer schwerwiegenden Diagnose innert weniger Stunden weiß wird?

Aus Gründen der Vorsicht und der Argumentationsweise lehnt es die medizinische Denkweise ab, *ganzheitlich* zu sein, d. h. alle Dimensionen der menschlichen Wirklichkeit zu integrieren. Nicht daß die Ärzte selbst am Vorhandensein dieser Dimensionen zweifeln würden, ihre Berücksichtigung würde jedoch – wie sie manchmal zugeben – die Argumentation und damit die Effizienz ihrer spezifischen Denkweise verwässern.

Das ist verständlich. Der wichtigsten Aussage über die Konsequenzen ihres Handelns können sie allerdings auch dann nicht entgehen, wenn dadurch gute Leistungen erbracht werden: Die Medizin pflegt nicht den Menschen, *sie behandelt Krankheiten.*

Natürlich ist der Kranke ein Mensch, und das Ziel, die Krankheit zum Verschwinden zu bringen, ist eindeutig auf das Wohl dieser kranken Person gerichtet. Diese von niemandem bestrittene Zweckbestimmung wird jedoch durch eine wissenschaftliche Denkweise gestützt, die die Gesundheit auf das Fehlen oder Unterdrücken von Krankheiten *reduziert.*

An eben diesem Punkt zeigt die klassische Medizin, so leistungsstark sie auch sein mag, die Grenzen ihrer eigenen Denkweise. Seit Jahrzehnten wiederholt die Weltgesundheitsorganisation unermüdlich, daß die Ansätze der Medizin z. B. in den Ländern der Dritten Welt nicht funktionieren, weil weder die Prävention noch das soziale, wirtschaftliche und kulturelle Umfeld berücksichtigt werden (s. a. Kollektiv der Organisation Earthcan, 1981).

Die Grenzen der Denkweise der klassischen Medizin zeigen sich jedoch nicht nur in der Dritten Welt. Auch den vielfältigen, durch die Entwicklung unserer westlichen Zivilisation hervorgerufenen somatischen Erscheinungsformen des *Unwohlseins* ist sie nicht mehr gewachsen. Nicht rechtzeitig erkannt und behandelt, werden diese zu echten und oft chronisch rezidivierenden Krankheiten, bei denen die Medizin entsprechend der Logik ihres intellektuellen Ansatzes nur die Symptome behandelt.

Zwei Formen der Annäherung an den Patienten **29**

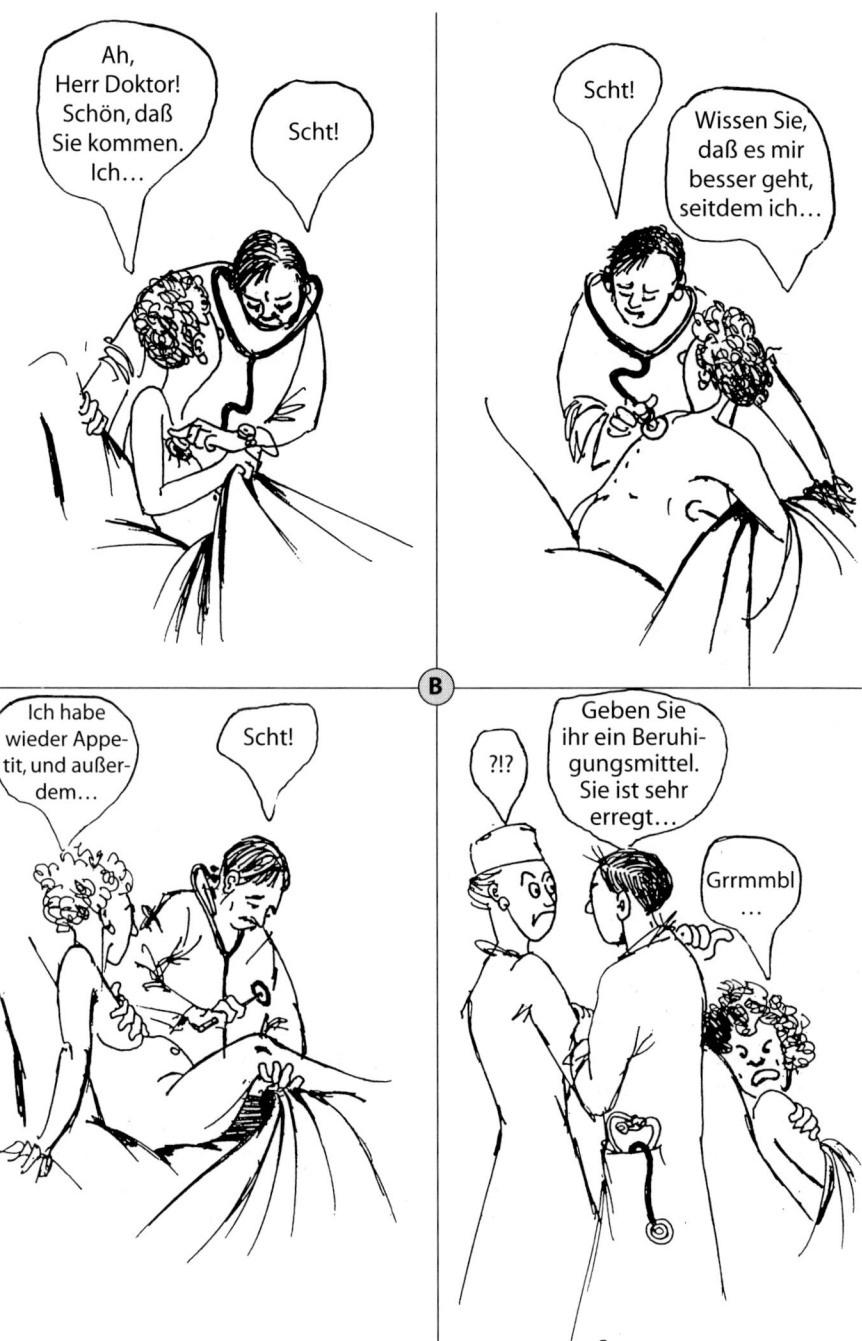

Verständlicherweise steht es uns dennoch nicht zu, der Medizin den Prozeß zu machen. Indem ich die wissenschaftliche Bescheidenheit und Umsicht ernst nehme, auf der die medizinische Denkweise beruht, möchte ich die Ärzte einfach zum *schöpferischen Zweifel* zurückführen, der die Grundlage ihres beruflichen Handelns bildet, damit sie auf die Idee kommen bzw. das Verlangen verspüren, ihre Anamnese um eine komplementäre Denkweise zu bereichern, die gleichwohl nicht die ihrige ist und es logischerweise nie wird sein können, und zwar um die Denkweise der Pflege.

Wäre Japans Wiederaufbau nicht gewesen

Wir befinden uns in den Jahren 1945 und 1946. Nach der Explosion der Atombombe über Hiroshima und Nagasaki hat sich Japan schließlich zur Kapitulation entschlossen. Das Land ist ausgeblutet, seine Industrie zerstört. Die imperialistischen und aggressiven Ambitionen des Militärregimes, von dem das Land regiert wird, waren auf die Produktion von Waffen ausgerichtet – ein Faktor, der ganz wesentlich für die Teilnahme Japans am Zweiten Weltkrieg verantwortlich war. Im Bestreben, den Feind von gestern zu einem zukünftigen Verbündeten in Südostasien zu machen, beschlossen die USA, Japan beim Wiederaufbau seiner Industrie zu unterstützen und diese dabei gleichzeitig auf deutlich weniger aggressive zivile und kommerzielle Ziele auszurichten.

Bei oberflächlichem Lesen wird man sagen, die USA hätten ihr kapitalistisches Modell in das Land des ehemaligen Feindes exportiert, wie es mit dem besiegten Deutschland geschehen war. Die historische Wahrheit ist anders: In Deutschland wie in Japan mußten neue Ziele für den Wiederaufbau einer Industrie gesetzt werden, die den Imperialismus und den Krieg begünstigte – nicht zu vergessen die neuen geopolitischen Gegebenheiten eines jeweils entwaffneten Partners angesichts der kommunistischen Bedrohung durch China in Asien und durch die Sowjetunion in Mitteleuropa.

Anstelle von Soldaten landeten nun ganze Kontingente amerikanischer Berater und Industriefachleute in Japan, in ihren Koffern, vor allem aber in ihren Köpfen ein außerordentliches Werkzeug: das Management durch Zielvereinbarungen.

Ausgebrütet an amerikanischen Universitäten in der Zeit zwischen den Weltkriegen, vor allem während der wirtschaftlichen Rezession nach dem Börsenzusammenbruch an der Wall Street im Jahre 1929, gelangt dieses Management-Instrument für Führungskräfte in der Industrie zum erstenmal in großem Maßstab auf ein Anwendungsgebiet außerhalb der USA und kann dort seine Leistung unter Beweis stellen.

Worin besteht dieser Ansatz? Er geht von einer doppelten, eng mit dem Pragmatismus verbundenen Feststellung aus, die die angelsächsische Kultur so gut charakterisiert: Man kann große Projekte nur in Angriff nehmen, wenn man sich klare, meßbare, vor allem aber von den Handelnden selbst *gebilligte* Ziele setzt.

Im Gegensatz zum europäischen Kolonialismus, der ein Jahrhundert lang ohne großen Erfolg versucht hat, sein Modell nach Übersee zu exportieren, erhebt das Management durch Zielvereinbarungen zum Prinzip, daß man nur dann Erfolg haben kann, wenn Zielsetzungen mit steigender Leistung unter *Beteiligung* derjenigen erfolgen, die sie umsetzen und erreichen sollen.

In diesem Punkt vereint sich der berühmte angelsächsische Pragmatismus mit einem Charakterzug der asiatischen Kultur, der im folgenden chinesischen Sprichwort erstaunlich gut wiedergegeben ist: «Wer keinen Kurs hat, kann auch nicht von günstigen Winden profitieren.»

Und die japanische Wirtschaft änderte ihren Kurs. In weniger als 10 Jahren wurde sie wieder aufgebaut und stärkte die japanische Währung bis zu einem Punkt, an dem sie sich die Führung in Südostasien gesichert hatte und nun ihrerseits die westlichen Ökonomien in Unruhe versetzte, indem sie deren Märkte mit japanischen Produkten überschwemmte.

In den sechziger Jahren wird die Fortbildung unter dem Einfluß kanadischer und amerikanischer Pflegepersonen auf die Universität verlagert und um die Bereiche Psychologie und Soziologie erweitert. Dort stoßen sie auf das Management durch Zielvereinbarungen sowie auf dessen Anwendung im Industrie-Management und beim wirtschaftlichen Wiederaufbau Japans. Sie erfahren außerdem, daß er Anwendung findet in der Erwachsenenbildung im Zusammenhang mit den Ausbildungsprogrammen für Führungskräfte der Dritten Welt, die von verschiedenen Stellen der UNO, vor allem von der WHO, der UNICEF und der IAO, der Internationalen Arbeitsorganisation, durchgeführt werden. Für sie als ausgebildete Pflegepersonen ist dies eine Offenbarung. Sie erkennen darin die Berechtigung bzw. einen möglichen Weg für ihre eigene Denkweise, die parallel zu der der Medizin verläuft bzw. die medizinische ergänzt: Pflegen nach Zielen, wobei man sich auf die Ressourcen der gepflegten Person stützt (s. a. Little und Carnevali, 1973).

Sie hatten in der Tat das Originäre des Managements nach Zielvereinbarungen vollkommen verstanden und auch richtig umgesetzt: Unabhängig von der Art eines Ziels läßt sich dieses nur erreichen, wenn mit denen, die es erreichen sollen, darüber verhandelt wird. Und eben darin zeigte sich die geniale Weitsicht dieser Pflegepersonen an kanadischen und amerikanischen Universitäten: den Patienten in seine Gesundwerdung zu involvieren und diese Denkweise intellektuell durch eine Methode zu begründen, die ihre Leistungsfähigkeit bereits auf anderen Gebieten unter Beweis gestellt hatte.

Natürlich haben sie die pflegerische Denkweise nicht erfunden, sondern lediglich in einer leistungsfähigen Management- und Pädagogikstrategie die Wege erkannt, auf denen ihre eigene, spezifisch pflegerische Denkweise neben der medizinischen Denkweise intellektuell und funktionell zur Geltung kommt. Allerdings haben sie hier eine Betrachtungsweise des Patienten rationalisiert, die sie selbst und ihre Kollegen aus gesundem Menschenverstand und im Bestreben um Effizienz und Menschlichkeit bereits weltweit umsetzen.

So entstand offiziell, was später als «pflegerische Denkweise» (Pflegeprozeß) bezeichnet wurde, die neben, komplementär zur und nicht *entgegen* der klassischen medizinischen Denkweise betrieben wird, sondern ganz im Gegenteil zur Leistungssteigerung und Ausfüllung der Lücken, in erster Linie eine fehlende ganzheitliche Betrachtungsweise des Patienten. Die siebziger Jahre waren gekennzeichnet von einem reichen Spektrum an Literatur zur Ausbildung amerikanischer, kanadischer, schweizerischer und deutscher Pflegepersonen und über die ihr zugrundeliegende Denkweise. Daß die Ausbildungszentren in romanischen Ländern, d. h. in Ländern mit katholischer Tradition, bezüglich Unterrichtsmaterial in Rückstand gerieten, war auf das Erbe der pflegenden Nonnen zurückzuführen. Sie waren historisch an medizinischen Maßnahmen beteiligt, die sie bei Abwesenheit des Arztes in seiner Vertretung oder als Bevollmächtigte durchführten. Mehr Hilfskräfte des Arztes als Pflegepersonen im angelsächsischen oder deutschen Sinne, haben sie ihren laizistischen Nachfolgerinnen und Nachfolgern eine Art Ambivalenz oder Doppelbödigkeit in bezug auf deren Status auf halbem Wege zwischen der vom Arzt bestimmten medizinischen Denkweise und der pflegerischen Denkweise vermittelt. Dabei sind Pflegepersonen die Garanten für die Denkweise der Pflege im Sinne einer «eigenen Rolle», die sie jedoch nur allzuoft an Hilfskräfte delegieren.

Ein Beispiel für dieses unterschiedliche Erbe: Wenn eine französische Pflegeperson aus dem Grenzgebiet zur Schweiz eine Anstellung in einem Schweizer Krankenhaus bekommt, so verwirrt es sie, daß man sie dort in keiner Weise auffordert, sich an medizinischen Maßnahmen zu beteiligen. Ihre Funktion ist vielmehr auf das Ausführen ärztlicher Verordnungen und auf die Pflege des Patienten beschränkt. Da man von ihr keinerlei Handlung medizinischen Charakters fordert, fühlt sie sich herabgesetzt.

Die schweizerischen, deutschen und angelsächsischen Pflegepersonen haben diese Ambivalenz zwischen den beiden Denkweisen niemals erfahren, daher ist ihnen der Seelenzustand ihrer französischen Berufskolleginnen und -kollegen ziemlich fremd. Letzteren erscheint die spezifische Denkweise der Pflege, selbst wenn sie deren Entwicklung und Daseinsberechtigung verstehen, angesichts der Dringlichkeit medizinischer Handlungsweisen, an denen sie teilhaben, oft als «fünftes Rad am Wagen» ohne Priorität.

Die Pflegedokumentation, die über die wichtigsten Abschnitte der spezifischen pflegerischen Denkweise Rechenschaft ablegen sollte, stellt oft ein Problem dar, wenn es darum geht, schriftliche Spuren der Pflegetätigkeit zu hinterlassen: Die «Erbinnen der Nonnen» würden sich durchaus damit zufriedengeben, lediglich

Zwei Formen der Annäherung an den Patienten

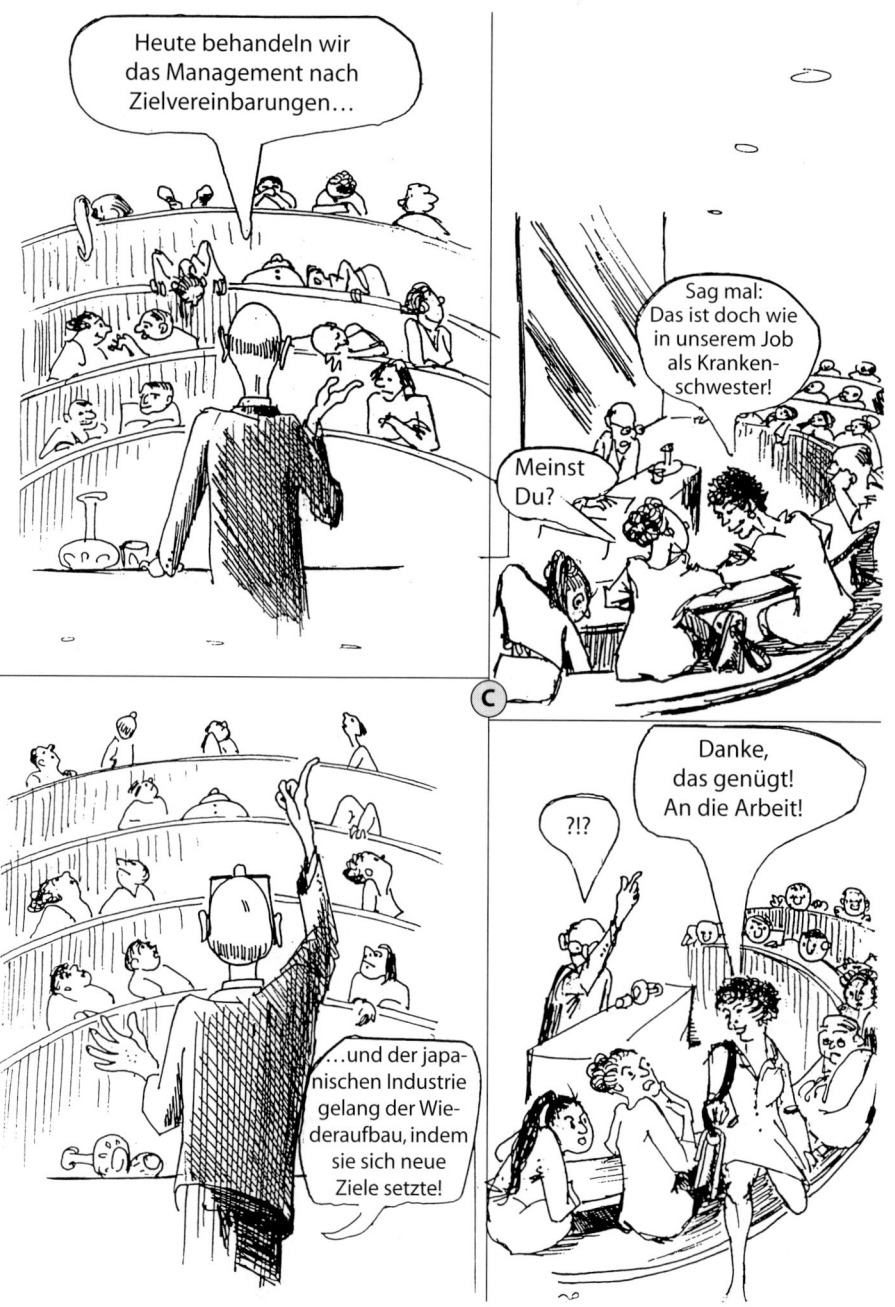

die laufenden Behandlungen und bestenfalls deren Auswirkungen auf den Patienten einzutragen. Für sie nämlich kann ein «Pflegeplan» natürlich nur die vom medizinischen Team beschlossene Therapie beinhalten. Alles übrige, z. B. die Versorgung, die Beziehung und Tröstung, müssen in ihren Augen nicht notwendigerweise schriftlich festgehalten werden.

Mir scheint, daß sie sich diesbezüglich in gefährlicher Weise täuschen, und zwar auf mehreren Ebenen. Gefahr besteht zunächst auf der wichtigsten Ebene, nämlich auf der des Patienten. Wird dieser von der Pflegeperson lediglich als eine «zu behandelnde Krankheit» angesehen auf ärztliche Verordnung hin, so wird keine Funktion die *Gesamtsituation* der Person in allen Dimensionen ihres Seins berücksichtigen und nicht nur in ihrem Zustand als Patient, auch wenn die Pflege freundlich und würdevoll erfolgt.

Indem sie sich außerdem damit zufriedengeben, im wesentlichen als Ausführende oder Partner der medizinischen Denkweise zu handeln, werden die Pflegenden von diesem Ansatz «vereinnahmt» und finden ihre Berechtigung nur noch in ihr. Damit gehen sie das Risiko ein, auf Dauer den Anforderungen dieser Denkweise unterworfen zu sein.

Schließlich, und das darf bei Betrachtung der Zukunft des Pflegeberufs und seiner Anerkennung auf institutioneller, wirtschaftlicher und politischer Ebene nicht auf die leichte Schulter genommen werden: Wenn sich Pflegende damit begnügen, nach der medizinischen Denkweise zu handeln, innerhalb derer sie sich *niemals* weiterentwickeln können, überlassen sie immer besser ausgebildeten, aber deutlich billigeren Hilfskräften die eigene Rolle und Verantwortung ihrer spezifischen Denkweise. Angesichts dieser Situation ist kaum zu erkennen, was die zu maximaler Kosteneinsparung verpflichteten Klinikleitungen daran hindern sollte, teure Pflegekräfte allmählich durch Hilfspersonal zu ersetzen und parallel dazu Medizinstudenten als billige Praktikanten einzustellen und sie mit den technischen Aufgaben der medizinischen Denk- und Handlungsweise zu betrauen…

Eine Utopie? Ganz sicher nicht: In Frankreich zwingen die Budgeteinschränkungen die Verwaltungen von Einrichtungen des Gesundheits- und Sozialwesens bereits zur Rationalisierung ihrer Personalkosten.

Es ist keinesfalls meine Absicht, Panik zu machen. Vielmehr möchte ich Pflegende warnen, die sich allein durch ihre Kompetenzen in der Begleitung und Durchführung medizinischer Denk- und Handlungsweisen geschützt glauben. Wenn sie sich für eine ihnen eigene, *ganzheitliche* Denk- und Handlungsweise neben der der Medizin nicht verantwortlich fühlen oder nicht um ihre Verantwortung wissen, ist nicht zu erkennen, was ihnen mittel- oder langfristig erlauben würde, ihren Status zu rechtfertigen.

Jedenfalls befremdet es mich festzustellen, daß die Pflegenden die Logik ihrer ganzheitlichen Denkweise niemals erkannt haben würden, wenn die USA sich nicht dafür entschieden hätten, die Industrie Japans wiederaufzubauen, indem sie ihr neue Ziele setzten…

Konkurrenzlos komplementär

In soziologischen und institutionellen Untersuchungen über die in Krankenhäusern und Kliniken vorherrschenden hierarchischen Beziehungen wurde nicht versäumt, den männlichen Charakter hervorzuheben, der mit Ärzteschaft und Verwaltung, also mit doppelter Gewalt gegenüber den zu 90 Prozent weiblichen Pflegepersonen und Büroangestellten dominiert. Man könnte sich mit dieser Feststellung begnügen und ihn durch die Geschichte und vor allem durch die klassische Verteilung der Geschlechterrollen erklären, wenn nicht gar legitimieren: Dem Manne gebührt das Recht, zu entscheiden und die Ökonomie der Krankheit, des Elends und des Todes zu verwalten; Frauen haben die Aufgabe, die Entscheidungen auszuführen und dabei so menschlich wie möglich vorzugehen…

Bei intellektueller Trägheit oder aus einem Anflug von «Chauvinismus» ist es in der Tat verführerisch, sich mit dieser schlichten Lesart zufriedenzugeben. Sie spiegelt im übrigen eine gängige politisch-ökonomische Vorstellung des Gesundheitssystems wider, das sich ausschließlich um die Krankheit und ihre Behandlung dreht und enorme Geldströme erzeugt. Man darf nicht vergessen, daß sich unsere Gesellschaft in einem ökonomischen Kontext entwickelt, bei dem die Ausgaben für Gesundheit ein derartiges Niveau erreicht haben, daß deren Verwaltung zu einem wirtschaftspolitischen Kraftakt geworden ist, bei dem die Gesundheit als Vorwand und die Krankheit bzw. der Unfall als auslösende Ereignisse dienen, um rein finanzielle Mechanismen in Gang zu setzen. Von der Forschung und Entwicklung in der pharmazeutischen Industrie über die Ausgaben für den Unterhalt von Krankenhäusern und Kliniken bis zu den Gehältern von Ärzten und Pflegekräften ist das Gesundheitssystem in weniger als 30 Jahren zu einem undurchschaubaren, drückenden Komplex geworden, in dem die Sorgen um das Budget über die *tatsächlichen* Gesundheitsziele bestimmen. So ist das Krankenhaus in mittelgroßen Städten noch vor oder nach der Gemeinde nicht selten der größte Arbeitgeber. Daran läßt sich die Bedeutung des Gesundheitssystems für Wirtschaft und Politik und – obwohl ohne großen Bezug zur Gesundheit – für die Wahlen absehen!

In einem solchen Kontext und bei derartig hohen Einsätzen ist klar, daß die leichter zu quantifizierende Denk- und Handlungsweise der Medizin verglichen mit der *ganzheitlichen* Betrachtungsweise des Patienten, die durch eine korrekt durchgeführte Pflege garantiert wird, wahrscheinlich als einzige berücksichtigt werden wird. Es ist auch denkbar, daß der ganzheitliche «Stil» dem Gesundheitssystem erhebliche Einsparungen ermöglicht. Dies ist jedoch ein anderes Thema, das den Rahmen dieses kleinen Büchleins bei weitem sprengen würde.

Merken wir uns für den Augenblick, daß sich die Schwierigkeiten, vor denen Pflegepersonen bei der Umsetzung ihrer spezifischen Denkweise stehen, auch aus den großen politisch-ökonomischen Zusammenhängen des westlichen Gesundheitssystems ergeben, das sich zu sehr um die Krankheit und ihre Therapie und damit um die klassische medizinische Denkweise dreht.

Dabei können die medizinische und die pflegerische Denkweise schon jetzt völlig komplementär zueinander funktionieren, und zwar nicht nur um das ökonomische Gleichgewicht des Gesundheitssystems sicherzustellen, sondern indem sie sich *zum Wohl des Patienten* gegenseitig bereichern.

In **Abbildung 1** sind die fortlaufenden Abschnitte der einen wie der anderen Denkweise zusammengefaßt und die Punkte einer möglichen Zusammenarbeit durch Pfeile gekennzeichnet. Wenn nun aber bis hierher die medizinische Denkweise beschrieben wurde, so verdient die vom Management nach Zielvereinbarungen inspirierte pflegerische Denkweise, der ich mich im folgenden widmen werde, die gleiche Aufmerksamkeit.

Mögliche Verknüpfungen

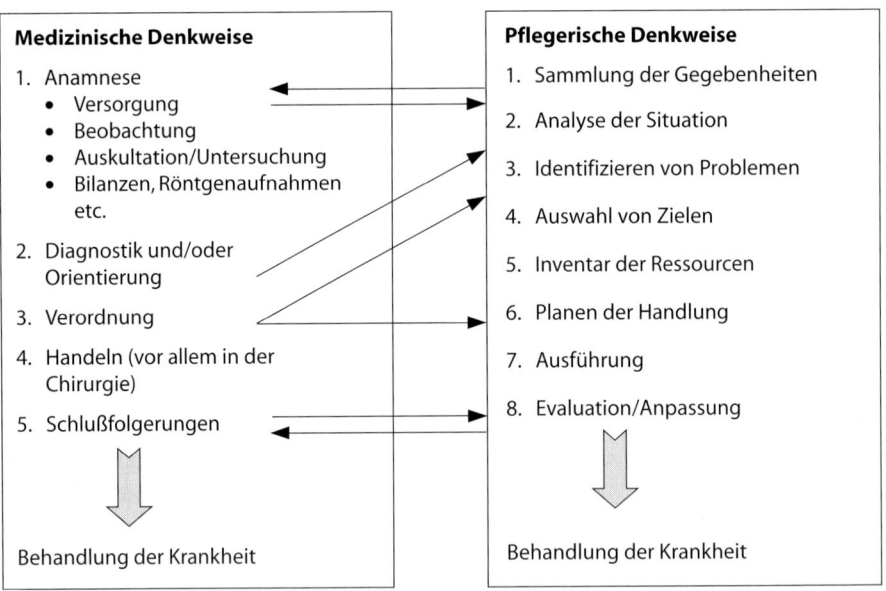

Abbildung 1: Entwicklung und mögliche Verknüpfungen zwischen der medizinischen und der pflegerischen Denkweise

Dieses einfache Schema müßte definitiv drei Gruppen von Personen überzeugen:

1. diejenigen, die behaupten, daß die medizinische Denkweise jeder anderen pflegerischen Denkweise überlegen sei,
2. diejenigen, die beide Denkweisen einander gegenüberstellen möchten, und
3. diejenigen, die sich für die Existenz einer einzigen pflegerischen Denkweise und damit natürlich für die medizinische Denkweise aussprechen – und das ist die Mehrzahl.

Aus der Abbildung dürfte deutlich geworden sein, daß die Kommunikation zwischen den beiden Denkweisen nicht immer in beide Richtungen verläuft, denn die Pfeile weisen bisweilen nur in eine Richtung.

Man könnte darin den Beweis für eine klare Überlegenheit der medizinischen Denkweise sehen. Dem ist jedoch in Wirklichkeit nicht so. Da die pflegerische Denkweise umfassender ist als in der Medizin, ist es nur natürlich, daß sie letztere mit einschließt. Sie ist an ihrer Umsetzung beteiligt, trägt zur Verifizierung der Diagnose bei, beschränkt sich jedoch niemals auf die Behandlung der Krankheit. *Neben* der Durchführung der verordneten medizinischen Pflege lassen sich nämlich noch andere Probleme, die über die bloße Diagnostik hinausgehen, identifizieren und behandeln.

Lassen Sie uns jede einzelne Etappe einer möglichen Zusammenarbeit zwischen den beiden Denkweisen noch einmal durchgehen.

Gemäß der Denkweise der Pflege beschränken sich Informationen für die Pflegeanamnese nicht auf die Symptome und auch nicht auf die Diagnostik: der Grad an Autonomie, der seelische Zustand, das affektive und berufliche Umfeld, die wirtschaftliche Situation, Ernährungsgewohnheiten und -vorlieben, moralische oder religiöse Prinzipien – all dies beeinflußt, wenn nicht den Gesundheitszustand, so doch wenigstens in erheblichem Ausmaß den Lebens- und/oder Genesungswillen der betroffenen Person. So könnte die medizinische Anamnese mittels der pflegerischen Denkweise bei der Erhebung von rein medizinischen Daten um viel weiter gefaßte Informationen bereichert werden – *in dem Umfang, in dem der Arzt bereit ist, der pflegerischen Denkweise Aufmerksamkeit zu schenken.*

In diesem Stadium wird bei der pflegerischen Denkweise eine Hierarchie der am Patienten identifizierten Probleme aufgestellt, in der die medizinische Diagnostik lediglich ein entsprechend ihrer Bedeutung und Dringlichkeit mehr oder weniger wichtiger Bestandteil ist.

In diesem Augenblick tritt der Pflegeplan auf: Nach Auflistung und Ordnung der Probleme nach ihrer Relevanz sind Pflegende und ihr Team gehalten, Abstand zu nehmen und nachzudenken. Seien wir ehrlich: Die Schwierigkeiten beginnen genau da, weil die Pflegenden sich aus Zeitmangel oft gezwungen sehen, von Phase 3 in Phase 7 (Umsetzung in Handlungen) zu springen, ohne die Zeit zu haben, ihr Handeln zu reflektieren, bzw. ohne zu wissen, wie sie ihr Handeln zu reflektieren hätten, es sei denn aufgrund der medizinischen Dringlichkeit.

Das ist bedauerlich, denn Zeit für die Reflexion ist unentbehrlich und bringt die pflegerische Denkweise erst wirklich in eine komplementäre Position zur medizinischen Denkweise. Aus der Hierarchie der identifizierten Probleme muß nämlich eine gleichermaßen hierarchisch, nach Wichtigkeit gegliederte *Aufstellung der Ursachen* hervorgehen, die in Phase 4, also in die Auswahl der Ziele überleitet.

Denn im Gegensatz zur medizinischen Denkweise, bei der das Ziel im Verschwinden des Symptoms besteht, liegt das Ziel der pflegerischen Denkweise nicht in der Umkehrung des beobachteten Problems, sondern im *Bezeichnen von dessen Ursache*, die nicht notwendigerweise mit der vom Arzt gestellten Diagnose in Verbindung steht.

Nur zwei Beispiele aus meiner Erfahrung als Ausbilder in der Denkweise der Pflege tragen vielleicht dazu bei, die Schwierigkeiten zu veranschaulichen, echte Ziele zu setzen, die der Logik der pflegerischen Denkweise und nicht der des Arztes entsprechen.

Beispiel 1

Beobachtetes Problem: Die Patientin ist Diabetikerin (Diagnose) und hat Unterschenkelgeschwüre. Nachdem sie die Verbände abgerissen hat, kratzt sie sich ständig, und die Geschwüre können nicht abheilen.

Ziel (schlecht gesetzt): Die Patientin soll aufhören, sich zu kratzen.

Handlung (logischerweise dumm): Die Hände der Patientin fixieren.

In diesem Fall lohnt es nicht, von der Auswertung einer Handlung zu sprechen, die mit einem derart schwach reflektierten Ziel beschlossen wurde. Hätte sich das Pflegeteam in dieser Situation die Zeit genommen und anhand einer Aufstellung die Mühe gemacht, über die Ursache des beobachteten Problems nachzudenken, so hätte es auch eine echte Pflegediagnose stellen können, die es erlauben würde, ein tatsächliches Pflegeziel zu finden.

Pflegediagnose: Die Patientin ist alt, seit langem Witwe, und sie kratzt sich, um sich infolge fehlender affektiver und sexueller Zuwendung ein körperliches Vergnügen zu verschaffen.

Ziel: Die Patientin sollte eine andere affektive Kompensation finden.

Handlung: Im vorliegenden Fall sollte der junge Bewegungstherapeut, dessen Gegenwart und Behandlungsmaßnahmen die Patientin schätzt, für einen Plan gewonnen werden, bei dem das Selbstbild der Patientin als Frau wieder aufgewertet wird.

Dieses Beispiel ist authentisch und hat schon einmal als konkrete Veranschaulichung im Rahmen einer Fortbildung in der Anwendung der pflegerischen Denkweise im Team gedient. Die Auswertung war schnell erledigt: Nachdem der Bewegungstherapeut das Problem begriffen hatte, spielte er mit und «stimulierte» die Patientin verbal, um in ihr das Verlangen zu wecken, wieder kokett zu sein und ihre schönen Beine doch so beizubehalten…

Das Ermutigendste an dieser Geschichte ist, daß die Pflegenden selbst auf die Idee kamen, diese Art von Aktion umzusetzen und dabei Phase 5 der pflegerischen Denkweise anzuwenden, nämlich eine Bestandsaufnahme der Ressourcen, in diesem Fall die Lust der Patientin am Vergnügen – auch wenn sie zugaben, daß sie die «richtige» Pflegediagnose ohne den Ausbilder nicht gestellt hätten…

Dies ist nur ein ganz alltägliches Beispiel, bei dem die medizinische Denkweise – Behandeln des Diabetes und der Unterschenkelgeschwüre – unwirksam geblieben wäre, hätte nicht die pflegerische Denkweise eine parallele Strategie verfolgt.

Beispiel 2

Im folgenden soll ein weiteres, ebenfalls authentisches Beispiel geschildert werden.

Beobachtetes Problem: Die Patientin ist alt, liegt seit einer Woche mit einer Schenkelhalsfraktur stationär und weigert sich, zu essen und zu trinken. Bei der Pflege wirkt sie nicht mit.

Ziel (schlecht gesetzt): Die Patientin sollte zumindest bei den Pflegehandlungen mitwirken.

Handlung: Die Patientin sollte bei der Ausscheidung und zu den Mahlzeiten stimuliert werden, um ihre Autonomie zu wahren.

Die fehlende Reflexion über die Ursache des beobachteten Problems führt natürlich zu einem Pflegeziel, das unmittelbar aus der medizinischen Denkweise übernommen ist, und zwar zu dem Ziel, das Symptom – in diesem Fall die Weigerung, sich pflegen zu lassen – zu beseitigen. Etwas Zeit und ein wenig gesunder Menschenverstand hätten genügt, um die Ursache des beobachteten Problems zu finden, vorausgesetzt, man hat sich zuvor auch Zeit genommen, um bei der Aufnahme der Patientin genügend Informationen zu sammeln. Diese alte Dame hatte nicht die Zeit, ihre einzige Tochter von ihrer Einlieferung in die Klinik zu benachrichtigen, und hatte sich regelrecht aufgegeben, indem sie regredierte.

Ziel: Die Patientin sollte wieder motiviert sein, gesund zu werden.

Handlung: Benachrichtigen der Tochter, damit diese baldmöglichst Kontakt zu ihrer Mutter aufnimmt.

Auch im vorliegenden Fall wurde das Ziel erreicht: Nach der Wiederherstellung des Kontaktes zur Tochter war die Patientin zur Mitarbeit bereit und konnte nach Hause zurückkehren.

Dieses zweite Beispiel ist durch seine Banalität und das völlige Fehlen medizinischer und psychologischer Komplikationen noch interessanter. Es dreht sich hier lediglich um den gesunden Menschenverstand und um die kleinen, unverzichtbaren Vorsorgemaßnahmen bei der Erhebung von Daten (Phase 1 der Denkweise der Pflege), die es anschließend ermöglichen, Probleme gut zu lösen, sofern man sich die Zeit nimmt, nach Informationen zu suchen.

Noch mehr Beispiele zu bringen wäre nutzlos, denn man würde riskieren, zwangsläufig begrenzten Modellen den Vorzug zu geben vor dem professionellen Urteilsvermögen der Pflegenden und ihres Teams. In beiden Fällen wird jedoch die Bedeutung der Pflegediagnose deutlich: Identifizierung der Ursache des Problems, um die Ursache beseitigen und ein Pflegeziel wählen zu können.

Um Pflegeziele zu erreichen, verfügen die Pflegenden und ihr Team nicht nur über die Ressourcen der Medizin, der Pharmakologie oder der Technik, sondern sie können sich auch auf die Ressourcen der von ihnen gepflegten Person stützen. Darin unterscheidet sie sich von der medizinischen Denkweise. Letztere beabsichtigt natürlich zu keinem Zeitpunkt, die Ressourcen des Patienten – abgesehen von denen seines Immunsystems – zu nutzen.

Und an diesem Punkt erweist sich die Intuition der angelsächsischen, kanadischen und später der deutschen und schweizerischen Pflegepersonen – den Pionieren der Denkweise der Pflege – als ganz richtig, als sie nämlich das Management durch Zielvereinbarungen als eine Methode erkannt haben, mit der man im Gegensatz zur medizinischen Denkweise in der Lage ist, etwas über pflegespezifische Denkweisen auszusagen: sich auf den Lebenswillen, d. h. auf die Lebensenergie (oder was davon übrig ist) der Patienten zu stützen, um sie in Akteure bei der Wiederherstellung der Gesundheit und nicht in – wenn auch aufmerksame und kompetente – *Objekte der Pflege* zu verwandeln.

Die darauffolgenden Phasen 6 und 7 der pflegerischen Denkweise bereiten weniger Schwierigkeiten: Die Handlungsplanung (*Wer* macht was und *wann?*) und -ausführung, in die die Ausführung ärztlicher Verordnungen natürlich integriert ist, bilden den Alltag eines Pflegeteams. Es wäre lediglich zu wünschen, daß sie sich nicht 100 Prozent ihrer Arbeitszeit allein mit diesen beiden Phasen beschäftigen, um vor allem in den Phasen 2 und 3 über den Sinn ihrer Arbeit und die Wahl ihrer Ziele nachdenken zu können.

Das ist der Preis für die Anerkennung der funktionellen Effizienz und demnach des intellektuellen Werts ihrer Denkweise. Dann kann die Pflegeperson und ihr Team in Phase 8 die Effizienz der Pflege oder, anders gesagt, den *Erfolg ihrer Ziele* oder auch den Wert der gestellten Pflegediagnose evaluieren. Dabei beschränkt sich die Evaluation – wie inzwischen deutlich geworden sein dürfte – nicht auf die Überprüfung der Wirksamkeit medizinischer Behandlungsmaßnahmen.

Schriftspuren der pflegerischen Denkweise

Selbst in den Fällen, in denen die pflegerische Denkweise bereits integriert ist und zusammen mit der medizinischen Denkweise gut im Interesse des Patienten funktioniert, ist für die Pflegeperson und ihr Team auch weiterhin schwer zu erkennen, welche schriftlichen Zeugnisse sie von den verschiedenen Phasen ihrer eigenen Denkweise hinterlassen sollte.

In den westlichen Ländern fordert die Gesetzgebung für alle Klinikeinrichtungen eine Patientenakte, in der sich zumindest die medizinische Versorgung und deren Durchführung zurückverfolgen läßt. Das Ziel besteht jedoch nicht in der Anerkennung der pflegerischen Denkweise, sondern betrifft juristische Belange, um gegebenenfalls die Pflegeperson zusätzlich zur Person des Arztes strafrechtlich zur Verantwortung ziehen zu können.

Abgesehen von gesetzlichen Verpflichtungen und zwingenden Vorschriften ist der Nutzen eines Pflegedossiers neben und zusätzlich zum medizinischen Dossier unmittelbar mit der Anerkennung der spezifischen Denkweise der Pflegeperson verbunden. Unter diesem Aspekt überrascht es nicht, daß sich vor allem Pflegende in Frankreich gegen das Führen eines personenbezogenen Dossiers für jeden Patienten wehren, anhand dessen sich ihre Pflege zurückverfolgen läßt. Das ist normal, da sie traditionell mehr der medizinischen Denkweise zugewandt sind als die Kolleginnen und Kollegen in deutsch- und englischsprachigen Ländern. Sie neigen natürlich dazu, nur diejenigen Versorgungsmaßnahmen schriftlich festzuhalten, die sie für wesentlich und dringlich halten, nämlich diejenigen, die auf der medizinischen Denkweise beruhen, also die Pflege und Versorgung nach ärztlicher Verordnung oder nach Pflegeplan sowie die Notfallversorgung.

Hinter der Existenz und der Funktionsweise dieses viel gerühmten Pflegedossiers verbirgt sich jedoch eine ganz wichtige Frage: Sind Pflegende vom Vorhandensein und vom Wert einer eigenen pflegerischen Denkweise überzeugt oder nicht?

Gewisse konkrete Schwierigkeiten können wir nicht einfach schweigend übergehen. Pflegende und ihre Teams gehören nicht unbedingt einer «Schriftkultur» an; dies nicht etwa infolge ihres Ausbildungsniveaus, sondern aufgrund ihrer Berufsausübung, die im wesentlichen auf manueller Tätigkeit und Handlungen beruht. Nun gehören wir – man mag darüber denken, wie man will – noch immer einer Zivilisation an, in der die Beherrschung der Schriftsprache gegenüber einfacher mündlicher Übertragung den Vorzug gegeben wird. Daher neigen wir dazu, intellektuellen und funktionellen Wert erst anzuerkennen, wenn er in einer übertragenen Logik formuliert werden kann, die ihre eigenen Spuren hinterläßt.

Bei meiner Mitarbeit an der Umsetzung des Pflegedossiers in mehreren Dutzend Kliniken Frankreichs habe ich in den vergangenen 15 Jahren beobachten können, bis zu welchem Grad die meisten der vorhandenen Dossiers für die Berufspraxis und -kultur Pflegender völlig ungeeignet waren: vom ausgefeiltesten, das praktisch leer blieb, bis zum bescheidensten, wo sich in einem schlichten Heft völlig durcheinander die wichtigsten Etappen der Denkweise der Pflege fanden!

Tatsächlich müßten gesunder Menschenverstand und vor allem Wirtschaftlichkeit die Pflegeperson dahin bringen, nur die wirklich wichtigen Abschnitte ihres Vorgehens festzuhalten. Neben einer Pflegeanamnese, die sich nicht mit der Erhebung medizinischer Informationen zufriedengibt, ließen sich die vier zentralen Abschnitte ihres Vorgehens in vier Spalten auf einem Blatt zusammenfassen **(Abb. 2)**.

In dieser äußerst einfachen Aufstellung finden sich nicht weniger als die Phasen 3, 4, 6 und 8 der Denk- und Handlungsweise der Pflege für jedes Problem, das sich bei einem Patienten stellt. Die Eintragung des Datums zu Beginn und am Schluß ist sehr wichtig, denn ein Problem kann an einem Tag erkannt und an einem anderen Tag gelöst worden sein. Darüber hinaus birgt eine Extraspalte für die Evaluation einen psychologischen und pädagogischen Vorteil: Die Tatsache, daß sie vorerst unbeschrieben bleibt, kann die Pflegeperson und ihr Team dazu anregen, ihre Handlungen auszuwerten und diese schriftliche Erinnerung an einen Problemlösungsprozeß aufzubewahren, um sich gegebenenfalls beim erneuten Auftreten des gleichen Problems davon inspirieren zu lassen.

Um noch konkreter zu werden, möchte ich präzisieren, daß diese vier Spalten ein vertikales Lesen in Längsrichtung eines DIN-A4-Blattes erfordern.

Datum	Problem	Ursache/n	Entscheidung/en	Evaluation	Datum

Abbildung 2: Vorschlag für ein einfaches Musterschema zur Pflegedokumentation

Zwei Formen der Annäherung an den Patienten 43

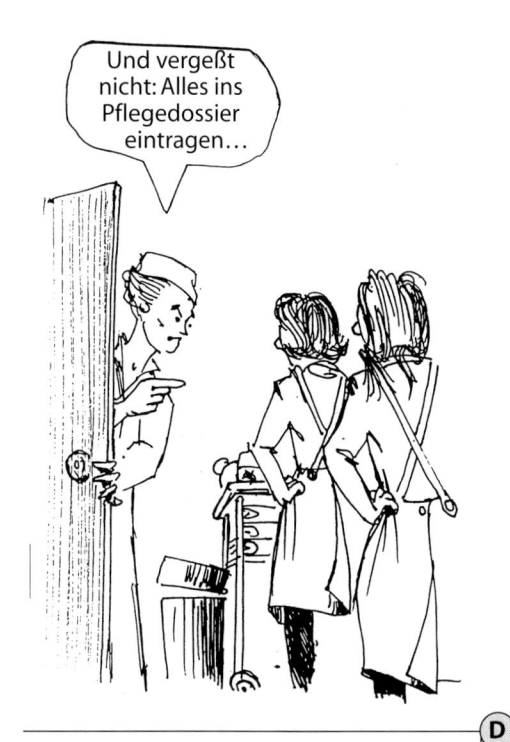

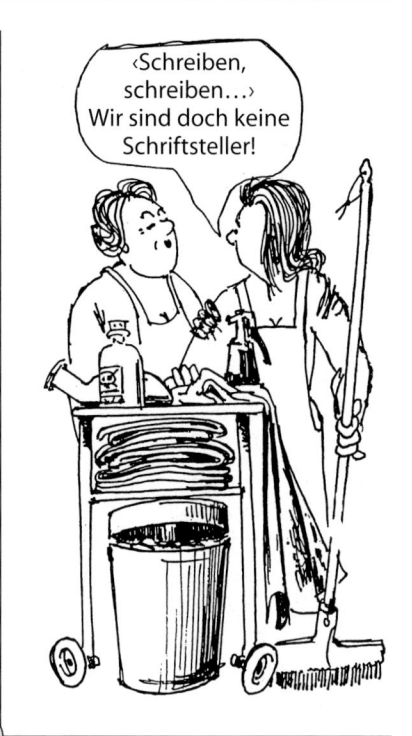

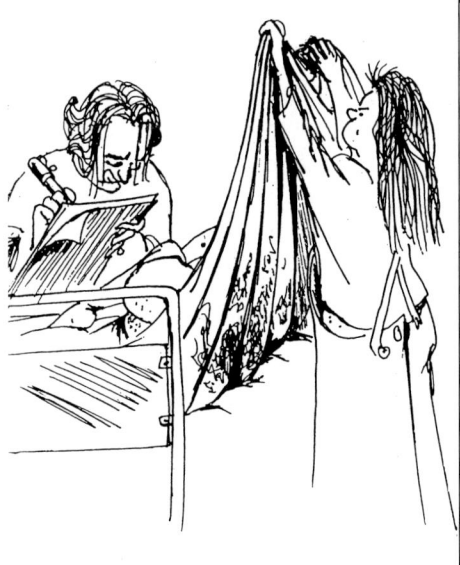

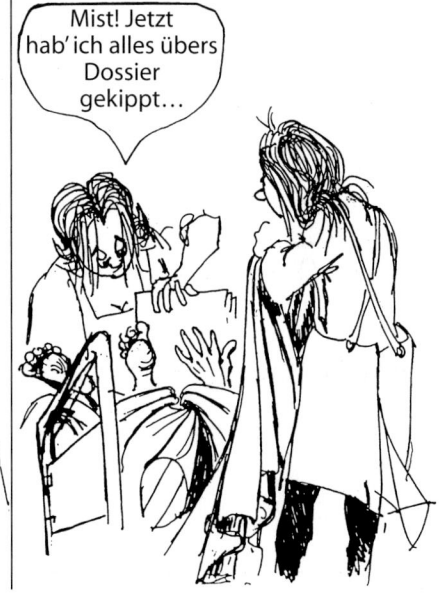

So wird also das aus der Denkweise der Pflege hervorgegangene Management nach Zielvereinbarungen auf vier Spalten praktisch zusammengefaßt und auf das Wesentliche seiner logischen Gedankengänge reduziert. Voraussetzung ist, daß die Pflegeperson das beobachtete Problem nicht mit der Diagnose der Erkrankung verwechselt. In diesem Fall würde sie nämlich ihre Zeit und die ihres Teams damit vergeuden, dort einen Fortschritt einzutragen, wo er von der Denkweise der Medizin abgedeckt wird. Umgekehrt können die Erkrankung und die Überwachung des Krankheitsverlaufs jedoch neue Probleme zutage fördern, von denen manche abwechselnd durch die medizinische und die pflegerische Denk- und Handlungsweise behandelt werden könnten.

Bis zuletzt einen Lebenden pflegen

Logik, Wert und Effizienz der pflegerischen Denkweise zeigen sich bis zuletzt im Endstadium der Krankheit eines Patienten.

Im Rahmen seiner eigenen Denkweise bedeutet dieser Abschnitt für den Arzt, daß er und die mit der Pharmakologie verbundene Medizin versagt haben, vor allem, wenn es sich um ein Kind oder um einen Erwachsenen in den besten Jahren handelt. Indessen müßte auch er in diesem Augenblick intervenieren, um gegebenenfalls Leiden zu lindern, indem er Medikamente so dosiert, daß es der betroffenen Person ermöglicht wird, diesen letzten Abschnitt des Lebens in größtmöglicher Ruhe und Würde zu erleben. Denn der Sterbende – ob er nun seine geistige Klarheit bis zum Ende bewahrt oder nicht – ist noch immer ein *Lebender*.

Für die Pflegenden und ihr Team ist es nach eigenen Aussagen der am schwierigsten zu begleitende Abschnitt, nicht nur, weil sie sich dabei am wenigsten durch das medizinische Team unterstützt fühlen, das oft nach dem Konstatieren der eigenen Machtlosigkeit «desertiert», sondern weil sie abgesehen von Trost und Wohlbefinden spendender Pflege nicht wissen, was sie tun und wie sie auf den Sterbenden und seine Angehörigen reagieren sollen. Weil mir dies bekannt ist und ich in Frankreich seit 1983 zu den ersten gehöre, die Fortbildungsseminare in Sterbebegleitung durchführen, möchte ich das Kapitel diesem Thema widmen.

Dieses Kapitel soll nicht bloß Kenntnisse vermitteln, sondern vielmehr zu einer bestimmten Haltung anregen. Ferner enthält es zwei Tests, die der Pflegeperson und ihrem Team helfen können, die Phasen wahrzunehmen, welche ein Sterbender durchläuft, um mit einer angemessenen Haltung darauf zu reagieren und zu erkennen, wie man sich in der Palliativpflege gegen die Folgen einer allzu starken persönlichen Verwicklung schützen kann.

Was erlebt der Sterbende?

Beginnen wir mit einer Hommage an die Pionierin auf diesem Gebiet, die Schweizer Psychiaterin Dr. Elisabeth Kübler-Ross, die sich in den USA niederließ und es in den siebziger Jahren unternahm, Erfahrungen hospitalisierter Sterbender, die im allgemeinen isoliert und dem medizinischen Personal und den Pflegenden überlassen waren, zu beobachten und ihnen zuzuhören.

Kübler-Ross stellte fest, daß jeder Sterbende eine Reihe von Phasen individueller Dauer durchläuft, die sich an seinen Worten oder Haltungen, seinen Fragen oder seinem Schweigen erkennen lassen. War sie sich dessen bewußt oder nicht? Sie überprüfte bei Sterbenden den schon von Sigmund Freud wahrgenommenen und 1916 in seinem Beitrag «Trauer und Melancholie» beschriebenen Weg der *Trauerarbeit*.

Der Begriff «Arbeit» ist in diesem Fall in gynäkologischem und geburtshilflichem Sinne zu verstehen: ein schmerzlicher natürlicher Prozeß, gewiß, aber ausgerichtet auf ein Entbindungsziel – bei der Frau das Kind, bei der trauernden Person das Bild des Verstorbenen oder das Objekt ihrer Zuneigung. In beiden Fällen gibt es eine lange und schmerzhafte Niederkunft, deren Ergebnis auf der einen Seite im Gebären eines Lebens, auf der anderen Seite darin besteht, dem Leben wiedergeboren zu werden, nachdem man den tiefen Eindruck hatte, mit dem geliebten Wesen zu sterben.

Zweifellos weil sie Frau und nicht nur Ärztin ist, hat Kübler-Ross genauer als Freud die aufeinanderfolgenden Etappen dieser letzten Trauer beschrieben, die der Sterbende in seiner Agonie durchlebt und die im folgenden zusammengefaßt werden.

1. *Verleugnung*: «Ich will es nicht wissen!» Als Mechanismus unbewußter Abwehr ist die Verleugnung die allererste Reaktion eines Sterbenden, dem man zu erklären versucht, daß sein Gesundheitszustand infaust ist.

2. *Auflehnung*: «Nein! Ich will nicht!» Selbst wenn es offenkundig ist, daß er sterben wird, lehnt der Kranke seinen Zustand ab, und zwar nicht mehr nur, indem er die Krankheit verleugnet, sondern indem er mit Wut und Aggressionen gegen diese Realität ankämpft und die Verantwortung dafür allen möglichen Sachen oder Personen in unmittelbarer Reichweite zuweist. Sie dienen als Sündenböcke für seine Angst, die anzunehmen er sich noch weigert. Dazu gehören der Arzt, die Pflegenden, seine Familie, das Krankenhaus, Gott, die Medikamente etc.

3. *Verhandeln*: «Ja, aber…?» In diesem Stadium nimmt der Sterbende «Verhandlungen» mit der Wirklichkeit auf, die er zu akzeptieren scheint, deren Tragweite er jedoch nicht begreift. Diese Phase zeigt sich anhand von Fragen und Reflexionen, die seine Umgebung arg in Verlegenheit bringen können, z. B.:
   - «Glauben Sie, daß ich noch bis… leben werde?»
   - «Ich möchte nicht vor dem… sterben.»
   - «Wenn es Gott gäbe, würde er es nicht zulassen, daß ich jetzt sterbe.»
   - «Und wenn man ein anderes Medikament probieren würde?»
   - «Was wird aus meiner Frau und meinen Kindern?»

Bis zuletzt einen Lebenden pflegen 47

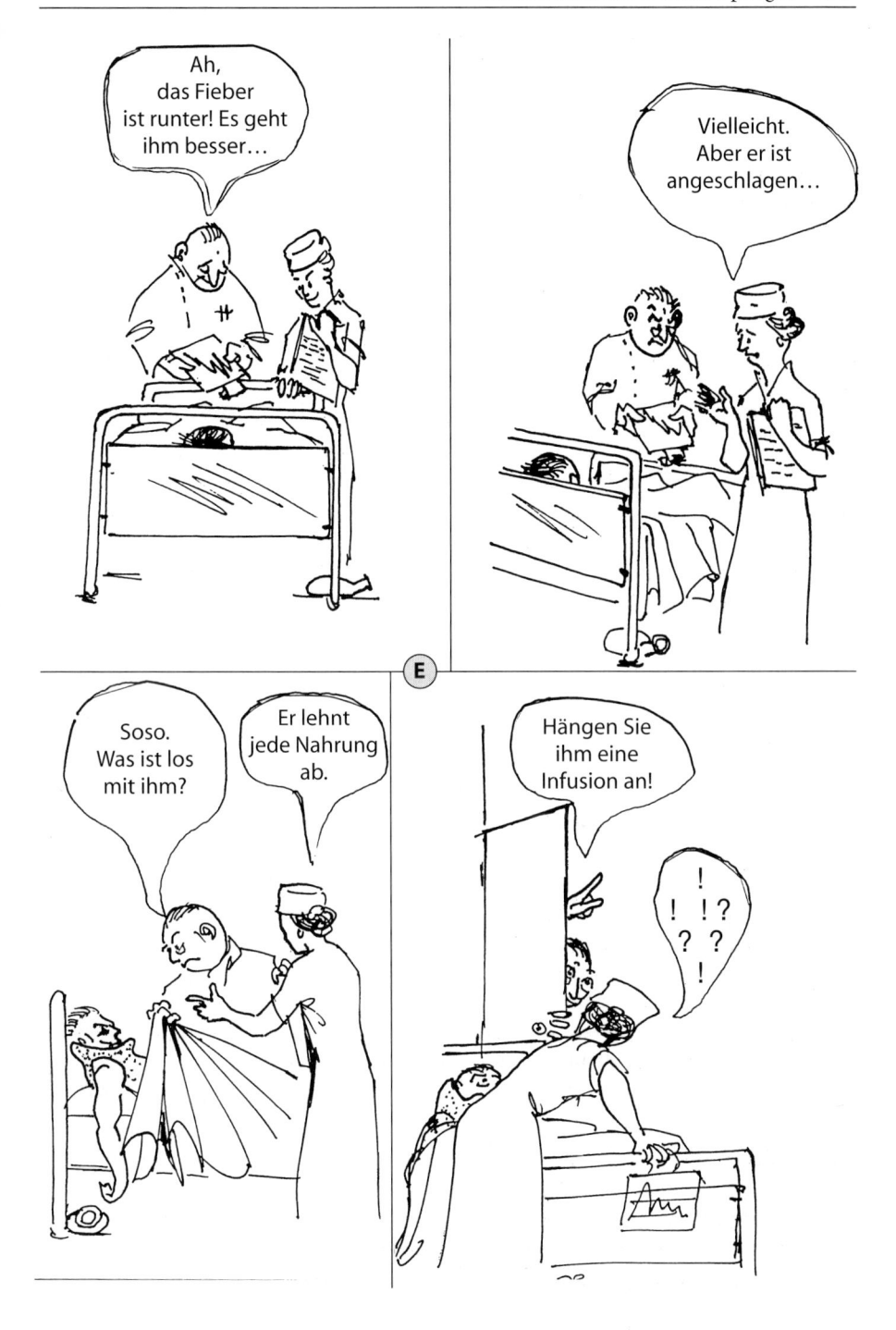

Ah, das Fieber ist runter! Es geht ihm besser…

Vielleicht. Aber er ist angeschlagen…

(E)

Soso. Was ist los mit ihm?

Er lehnt jede Nahrung ab.

Hängen Sie ihm eine Infusion an!

! !?
? ?
!

4. *Depression*: «Tja, jetzt bin ich dran…» Diese Phase ist die längste und schmerzlichste für den Sterbenden und die ihn begleitenden Personen. In diesem Stadium ist das Gefühl der Einsamkeit vollkommen und wird verstärkt durch Erinnerungen an frühere Trauerfälle, die aus dem Gedächtnis wie alte Schwarzweißfilme auftauchen: Alles Leid, alle Fehlschläge, Verluste und Schuldgefühle kommen dann wieder hoch. Bisweilen zeigt sich diese Phase durch erneutes, lastendes Schweigen, mit einem angstvollen, nicht auszuhaltenden Blick, begleitet von Tränen und scheinbar widersprüchlichen Gesten wie dem Abwerfen der Decke und des Bettzeugs oder, im Gegenteil, dem Festklammern am Arm oder Kittel der Pflegeperson.

5. *Akzeptanz*: «Ja.» Diese optimistische Bezeichnung der letzten Phase verdanken wir Elisabeth Kübler-Ross. Für meinen Teil bin ich nicht davon überzeugt, daß der Sterbende in dieser Phase zu sagen vermag, er akzeptiere den nahenden Tod, und zwar aus einem einleuchtenden und einfachen Grund: *Er kennt ihn noch gar nicht.* Andererseits stimmt es, daß in diesem letzten Abschnitt eine radikale Wandlung in der Haltung des Sterbenden zu beobachten ist: Er beklagt sich nicht mehr, er fordert nichts mehr und nimmt gegenüber seiner Familie wie auch gegenüber dem Pflegeteam bisweilen sogar eine gewisse altruistische Haltung ein, die man vorher nicht an ihm wahrgenommen hat. Dazu gehören Bemerkungen wie:
    - «Lassen Sie sie nicht im letzten Augenblick hereinkommen, sie würden es nicht ertragen!»
    - «Ich mache Ihnen viel Sorgen, nicht wahr?»

Oder es ist ein einfaches Lächeln als letztes Geschenk, welches zum Schluß das Gleichgewicht wiederherstellt, das durch die Ungleichheit der Beziehung zwischen Pflegeperson und gepflegter Person zerstört wurde, wie etwa in der wahren Geschichte, die mir einmal eine im Nachtdienst tätige Pflegehelferin erzählte: Nach mehreren freien Tagen hatte sie wieder ihren Dienst angetreten und war auf den unmittelbar bevorstehenden Tod einer alten Dame hingewiesen worden, die am Nachmittag eingeliefert worden war. Diese war bei vollem Bewußtsein, konnte jedoch wegen eines Kehlkopfkarzinoms nicht sprechen und klingelte in einem fort, ohne jedoch jemals um etwas zu bitten, sondern begnügte sich stets damit, einfach nur zu lächeln. Verärgert bat die Pflegehelferin schließlich die alte Dame, nur noch zu läuten, wenn es wirklich um etwas ginge.

Die alte Dame hat nicht mehr geläutet. Sie ist in der Nacht gestorben. Die Pflegeperson weinte noch, als sie mir dies berichtete, und war überzeugt davon, den letzten Wunsch dieser alten Dame nicht verstanden zu haben. Das war nicht richtig, und ich unternahm es, ihr die Schuld zu nehmen: Die Dame hatte nur noch ihr Lächeln *anzubieten*. Sie hat versucht, es zu geben, die Pflegehelferin war jedoch nicht bereit, es anzunehmen, weil sie sich bis zum letzten Augenblick für nützlich hielt, bereit, zu geben und zu Diensten zu sein. Unter diesen psychologischen Bedingungen fiel es ihr schwer, sich damit zu begnügen, «nützlich» zu sein, indem sie einfach nur das letzte Lächeln empfing…

Seltsam, dieser letzte Abschnitt der Agonie, den die Pflegeteams oder Familien nicht immer begleiten können, da sie nicht in der Lage sind, Zeuge zu sein. Er zeigt sich bisweilen auch dadurch, daß die betreffende Person nicht mehr depressiv ist, wieder aufzuleben scheint, neue Pläne macht, ungewöhnliche und erlesene Speisen verlangt und dann eine oder zwei Stunden nach diesem letzten Aufflackern verstirbt.

Medizin und Biologie helfen uns beim Verständnis dessen, was dabei geschieht: Das Fieber sinkt, wenn Körper und Seele nicht mehr kämpfen. Dieses Aussetzen bewirkt eine vorübergehende Besserung des Befindens, die eventuell von einer massiven Sekretion von Endorphinen durch Neurone begleitet, wenn nicht gar hervorgerufen wird, die dann das Zentralnervensystem überschwemmen und den Eindruck des Wohlbefindens verstärken. Wenn es noch eines Beweises bedurfte, daß der Sterbende bis ans Ende seines Lebens ein *Lebender* ist…

Außerdem ist dies ein Beweis dafür, daß die von der Pflegeperson und ihrem Team angewandte Denk- und Handlungsweise der Pflege bis zum letzten Atemzug ihre Berechtigung hat.

Sterbephasen erkennen, bevor Sie handeln

Die Bestürzung und Verwirrung der Pflegeperson und ihres Teams bei der Begleitung eines Menschen, der im Sterben liegt, ist verständlich, nicht zu vergessen die Verlegenheit und das Gefühl des Unvermögens auf seiten des medizinischen Teams. Ihre gesamte Ausbildung drehte sich nämlich um das Können, während es in diesem Moment vor allem darum geht, eine *innere Haltung* einzunehmen.

Trotz allem lassen sich Anhaltspunkte anführen, die sich jedoch entsprechend der Phase, die der Sterbende in seiner Agonie durchläuft, unterscheiden. In einem ersten Schritt kommt es daher zunächst einmal darauf an, die Abschnitte richtig zu erkennen.

Im folgenden Test werden 20 Beobachtungen in bezug auf die fünf Phasen der Agonie aufgezählt (**Tab. 1** auf S. 50). Es liegt an Ihnen, die richtige Zuordnung herauszufinden. Ein Rat: Lesen Sie sich vor dem Test aufmerksam die vorangehende Beschreibung der Phasen durch.

Um Ihr Training im Identifizieren der verschiedenen Sterbephasen abzurunden, folgt hier ein Brief aus der Sammlung von Kübler-Ross, geschrieben von einer jungen Pflegeschülerin, die in ihrem Lehrkrankenhaus stationär aufgenommen worden war. Er ist an ihre Kolleginnen und Kollegen aus der Pflege gerichtet.

Tabelle 1: Erkennen Sie die Lage? – Ordnen Sie jede der 20 Verhaltensweisen oder Worte Sterbender durch Ankreuzen einer der 5 Phasen des Sterbens zu. Die Lösungen finden Sie im Anhang.

Situation	Verleugnung	Auflehnung	Verhandeln	Depression	Akzeptanz
Die Person weint still vor sich hin.	☐	☐	☐	☐	☐
Sie fragt: «Warum kommt der Doktor nicht mehr zu mir?»	☐	☐	☐	☐	☐
«Wie gern hätte ich noch einmal mit meinen Kindern Weihnachten gefeiert…»	☐	☐	☐	☐	☐
«Man sieht sehr gut, daß es *Ihnen* nicht schlecht geht!»	☐	☐	☐	☐	☐
Die Person wird bald sterben, spricht jedoch nie über ihren Zustand, sondern verweist oft auf ihre Rückkehr nach Hause.	☐	☐	☐	☐	☐
Die Person sagt nichts, folgt jedoch mit den Augen jeder Bewegung der Pflegeperson.	☐	☐	☐	☐	☐
Die Person läutet ständig und sagt: «Laßt mich nicht allein!»	☐	☐	☐	☐	☐
«Wenn es heute nacht sein soll, rufen Sie meine Kinder bitte nicht an!»	☐	☐	☐	☐	☐
«Wieso bekomme ich andere Tabletten, ohne daß man mir etwas gesagt hat?»	☐	☐	☐	☐	☐
«Gäbe es Gott wirklich, würde er nicht erlauben, daß man so jung stirbt…»	☐	☐	☐	☐	☐
«Sie sind unfähig! Bei jeder Spritze tun Sie mir weh!»	☐	☐	☐	☐	☐
«Sagen Sie: Tut es weh, wenn man stirbt?»	☐	☐	☐	☐	☐
«Lassen Sie mich in Ruhe! Lassen Sie mich sterben!»	☐	☐	☐	☐	☐
Die Person ruft nach der Mutter.	☐	☐	☐	☐	☐
Die Person erinnert sich unter Tränen an Eltern, Angehörige und Freunde,					

Situation	Ver- leug- nung	Auf- leh- nung	Ver- han- deln	De- pres- sion	Akzep- tanz
die sie im Laufe des Lebens verloren hat.	☐	☐	☐	☐	☐
«Was glauben Sie: Werde ich noch so lange leben, um den Frühling zu sehen?»	☐	☐	☐	☐	☐
«Ich habe die Nase voll von diesem Krankenhaus! Ich möchte zu Hause sterben!»	☐	☐	☐	☐	☐
Die Person wirft die Decke von sich und entkleidet sich.	☐	☐	☐	☐	☐
Die Person klammert sich an den Arm der Pflegeperson, sobald sich diese sich dem Bett nähert.	☐	☐	☐	☐	☐
Die Person liegt bewegungslos auf dem Rücken, die Augen starr zur Decke gerichtet.	☐	☐	☐	☐	☐

Versuchen Sie anhand ihrer Vorwürfe und Bitten und in dem Wissen, daß die junge Frau einige Monate später sterben wird, herauszuarbeiten, in welcher Phase der Agonie sie sich im Augenblick befindet.

«Ich bin Schwesternschülerin, und ich werde sterben. Ich schreibe diesen Brief an Euch alle, die Ihr Euch darauf vorbereitet, Krankenschwestern zu werden, in der Hoffnung, Euch an meinen Gefühlen teilhaben zu lassen, damit Ihr vielleicht eines Tages besser in der Lage seid, Sterbenden zu helfen. Ich habe noch etwa einen bis sechs Monate, vielleicht ein Jahr zu leben, aber niemand spricht gerne darüber. So stehe ich vor einer dicken und kahlen Wand, die alles ist, was mir bleibt. Das Personal möchte den sterbenden Kranken nicht als Person sehen und kann demnach nicht mit mir kommunizieren. Ich bin das Symbol Eurer Furcht, welche immer das auch sein mag, Eurer Furcht vor demjenigen, dem sich indessen jeder von uns eines Tages wird stellen müssen. Ihr kommt lautlos in mein Zimmer, um mir meine Medikamente zu bringen oder mir den Blutdruck zu messen, und Ihr verschwindet, nachdem Eure Aufgabe erledigt ist. Ist es, weil ich Schwesternschülerin bin, oder ist es einfach nur, weil ich ein Mensch bin, daß ich Eure Furcht bewußt wahrnehme und weiß, daß sie die meine verstärkt?

Wovor fürchtet Ihr euch? Ich bin es, die stirbt!

Ich bin mir Eures Unbehagens bewußt, weiß jedoch nicht, was ich sagen oder tun soll. Aber ich bitte Euch, mir zu glauben: Wenn Ihr Euch Sorgen um mich macht, könnt Ihr mir nicht weh tun. Gebt lediglich zu, daß Ihr Euch davor fürchtet, mir weh zu tun, mehr brauche ich nicht. Natürlich fragen wir: «Warum?» oder «Wozu?», aber wir erwarten nicht wirklich eine Antwort.

Lauft nicht weg! Habt Geduld…

Alles, was ich wissen muß, ist, ob jemand meine Hand halten wird, wenn ich es brauche. Ich habe Angst. Vielleicht seid Ihr abgestumpft gegenüber dem Tod – für mich ist er neu. Zu sterben, das ist mir noch nie passiert. In gewisser Weise ist es eine ‹einzigartige› Gelegenheit… Ihr sprecht von meiner Jugend – aber wenn man stirbt, ist man nicht mehr so jung.

Es gibt Dinge, über die ich gerne sprechen würde. Das würde Euch nicht viel Zeit kosten, von der Ihr jedenfalls eine ganze Menge im Hause verbringt. Wenn wir es nur wagen würden, zuzugeben, woran wir sind, und – Ihr wie ich – unsere Furcht einzugestehen: Würdet Ihr dadurch Eure edle ‹professionelle Kompetenz› einbüßen? Ist es wirklich ausgeschlossen, daß wir wie Personen miteinander kommunizieren, in einer Weise, daß ich Freunde um mich habe, wenn es an mir ist, im Krankenhaus zu sterben?»

Sicherlich haben Sie gemerkt, daß sich diese junge Frau in der Phase des Verhandelns befand. Allein die Tatsache, daß sie einen Brief schreibt, ist übrigens ein Zeichen dafür: Zwischen der Auflehnung und der Depression versucht man zu diskutieren, bereit, den anderen nochmals ihre inadäquate Haltung, ihre unberechtigte Furcht (zumindest glaubt sie das) vorzuwerfen und vor allem Forderungen zu stellen sowie zu hinterfragen und zu antizipieren, was am Ende geschehen wird.

Diese Phase des Verhandelns ist für die begleitende Person die am stärksten belastende, weil man nicht weiß, was man sagen soll. Und wenn man dennoch antwortet, fürchtet man, daß man ungeschickt formuliert oder daß der Sterbende merkt, ob man lügt. Daraus resultiert das Unbehagen des Pflegeteams in diesem Augenblick.

Hinweise für Ihr verbales und nonverbales Verhalten

Ist die Trauerphase erst einmal erkannt, ist eine entsprechende Begleitung möglich, ohne Ungeschicklichkeit oder Unbehagen seitens der Pflegeperson zu riskieren.

1. *Verleugnung*: Paradoxerweise gibt es weder etwas zu tun noch etwas zu sagen, solange der Sterbende in diesem Zustand ist, auch wenn seine Umgebung wünscht, daß er sich des Ernstes der Situation bewußt wird. Die Verleugnung ist nämlich ein unbewußter Abwehrmechanismus, der es der betroffenen Person gestattet, sich der Wahrheit über sich selbst *in ihrem ganz eigenen Tempo* zu nähern. Sie zu drängen, sie auf brutale Weise an diese Wahrheit heranzuführen, würde bedeuten, ihren Eintritt in die Trauerarbeit zu beschleunigen, ohne daß sie darauf vorbereitet wäre. Deswegen rate ich: Gedulden Sie sich, respektieren Sie das Tempo der betreffenden Person.

Bis zuletzt einen Lebenden pflegen 53

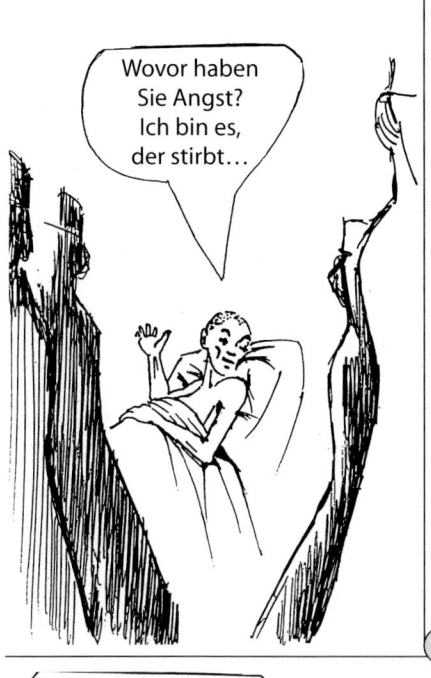

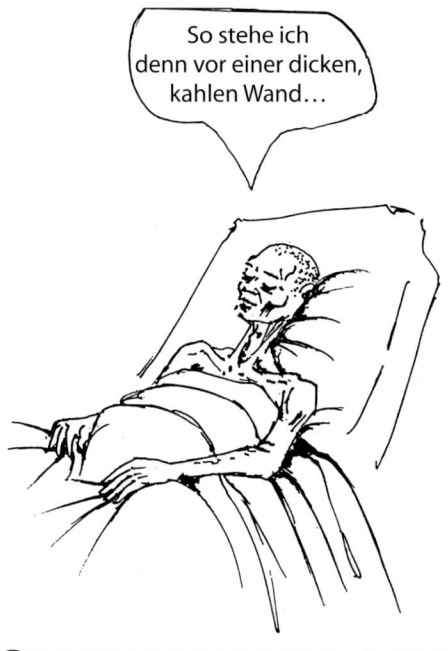

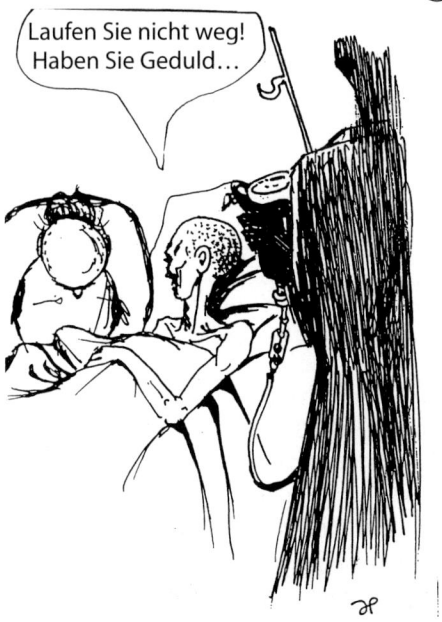

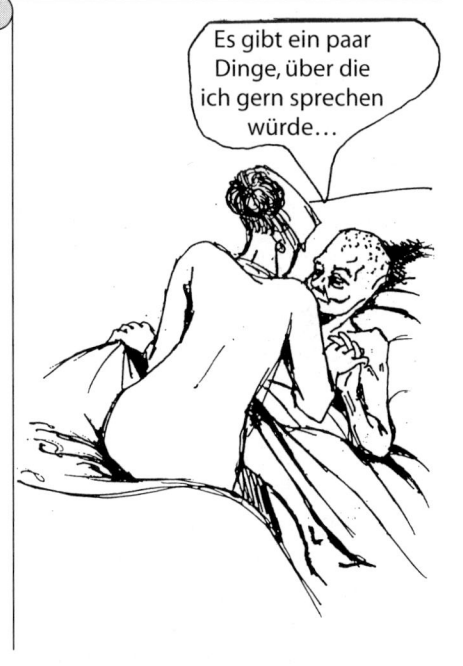

2. *Auflehnung*: Das Motto bestünde in diesem Fall im wesentlichen darin, sich zu schützen und sich angesichts der Beschuldigungen, ja der Beleidigungen, deren Ziel Sie selbst sein könnten, nicht unnütz die Schuld zu geben. In jedem Fall hat nämlich die Person das Bedürfnis, ihrer Wut Ausdruck zu verleihen. Auch hier empfiehlt sich unbedingt Geduld in dem Wissen, daß diese Phase im allgemeinen nicht lange andauert.

3. *Verhandeln*: In dieser Phase muß die Begleitung wieder aktiver gestaltet sein, weil man sich den Fragen oder Reden des Sterbenden nicht entziehen kann. Es wäre jedoch ein Irrtum zu glauben, um jeden Preis auf seine Fragen antworten zu müssen, wo der Sterbende in dieser Phase doch vor allem erwartet, daß man mit ihm kommuniziert. Die Fragen, die er Ihnen stellt, sind in erster Linie *an ihn selbst* gerichtet. Die Pflegeperson ist daher gehalten, auf die in der psychotherapeutischen Hilfsbeziehung gebräuchlichen Techniken der verbalen Kommunikation zurückzugreifen, d. h. *Empathie* für den Sterbenden zu empfinden. Das bedeutet nicht notwendigerweise eine besonders herausgestellte Sympathie oder gar Mitleid, die eine Quelle des Unbehagens und im großen und ganzen wenig wirksam sind. Zu den Techniken gehören:

- *Die Neuformulierung bzw. Paraphrase.* Sie erlaubt es, dem Gesprächspartner das Gefühl zu vermitteln, nicht nur gehört, sondern auch verstanden worden zu sein. Sie wird angewandt mittels kurzer Wortfügungen wie etwa:
  – «Wenn ich richtig verstehe…»
  – «In gewisser Weise…»
  – «Mit anderen Worten…»
  – «Sie sagen also, daß…»
  – «Zusammengefaßt heißt das…»

- *Die Rückfrage bzw. Verständnisfrage.* Sie erlaubt es, auf einen Punkt in der Darlegung des anderen behutsam zurückzukommen, indem die Frage vorzugsweise durch eine kleine Redewendung eingeleitet wird, z. B.:
  – «Was verstehen Sie unter…»
  – «Was läßt Sie denken, daß…»

- *Die Alternativfrage.* Sie ermutigt den Gesprächspartner, zwischen zwei in Aussicht gestellten Lösungen, die jedoch auf dasselbe Ziel hinauslaufen, zu wählen. Diese Technik nützt vor allem dann, wenn der Sterbende Ihre ständige Anwesenheit an seiner Seite fordert. Ein Beispiel: «Was möchten Sie lieber: daß ich jetzt für zwei Minuten bei Ihnen bleibe oder daß ich meine Arbeit beende, später zurückkomme und dann mehr Zeit für Sie habe?» Diese Art der Kommunikation ist in keiner Weise natürlich und erfordert daher unbedingt ein Mindestmaß an Training. Daher habe ich im nächsten Kapitel eine kleine Übung für Sie vorbereitet.

4. *Depression*: Hier ist die verbale Kommunikation praktisch nutzlos. Das Nonverbale bietet sich an, vor allem in Form einiger Minuten schweigender und *handlungsfreier* Anwesenheit der Pflegeperson, in denen sie die Hand des Sterbenden hält oder es zuläßt, daß er sich an ihrer Hand festklammert. In diesem Moment wird die Pflegeperson einer schwierigen Prüfung unterzogen, nämlich einem Blick voller Angst und Verzweiflung standzuhalten. Im folgenden werden Sie sehen, daß es möglich ist, sich zu schützen, um nicht selbst von dieser Angst und Verzweiflung betroffen zu werden.

Bei meinen Seminaren zu diesem Thema habe ich oft die Erfahrung gemacht, welcher Trost von der einfachen Geste ausgeht, dem Patienten die Hand auf die Stirn zu legen. Diese positive mütterliche Geste, gewöhnlich den eigenen Kindern vorbehalten, wenn sie verängstigt sind oder Fieber haben, hat eine beträchtliche Wirkung auf Menschen in der Phase der Depression, indem sie sie in wenigen Sekunden beruhigt und eine innere Entspannung herbeiführt. Seien Sie nicht erstaunt, wenn Sie bei dieser Geste sehen, wie der betreffenden Person die Tränen über die Wangen laufen. Das friedvolle Gefühl, das Sie ihr vermitteln, steht in keinerlei Verhältnis zur Einfachheit Ihrer Geste und zu dem geringen Aufwand, den sie erfordert. Vergessen Sie außerdem nicht, daß Tränen ein Zeichen von Entspannung sind, im Gegensatz zu Verkrampfung und innerem Streß, die keinen Spielraum für emotionale Äußerungen gewähren.

5. *Akzeptanz:* Der bei Bewußtsein befindliche Sterbende, der bis zu dieser Phase gekommen ist, scheint ausgesöhnt, und zwar mit dem Leben! Kübler-Ross beschreibt dieses Stadium als «*weder glücklich noch unglücklich. Es ist frei von Emotionen, aber dennoch keine Resignation; statt dessen erscheint es eher wie ein Sieg.*» Und eben hier gleicht der Sterbende am wenigsten den Lebenden, die wir noch sind. Aufgrund dieses Unterschieds möchte er uns vielleicht zum erstenmal seit Beginn der Trauer etwas sagen, möchte uns etwas zeigen, etwas lehren, das wir per definitionem *nicht kennen*, weil wir noch nicht erlebt haben, was der Sterbende gerade durchlebt, etwas, das eine Loslösung verspricht, eine Art innerer Freiheit, die sich in seiner Haltung und seinen Worten zeigt und von der er angeregt scheint. In diesem Stadium muß man aufhören zu glauben, daß er noch immer alles von uns erwartet. Es scheint vielmehr, daß er versucht, uns mehr oder weniger explizit zu bitten, einfach nur zur Verfügung zu stehen, um dieses «Etwas» zu empfangen, das er uns übermitteln möchte. Bisweilen handelt es sich um fast nichts: ein Wort, ein Lächeln oder ein erleichterter Blick.

Die zahlreichen Aufzeichnungen, die ich dank der Pflegenden habe sammeln können, vermitteln mir das Gefühl, daß die sterbende Person nach dem Eintritt in diese letzte Phase wieder eine Beziehung in Würde und Gleichheit mit den sie begleitenden Personen herstellen möchte. Nachdem sie aufgehört hat, etwas zu fordern, versucht sie nun, zu geben oder Zeugnis von diesem Etwas abzulegen, das sie gerade durchlebt.

Selbst mir fällt es noch heute sehr schwer, jenes berühmte Etwas, das der Sterbende in dieser letzten Phase durchlebt, zu definieren, und zwar nicht aus falscher Bescheidenheit, sondern aus Respekt vor dem, was ich persönlich noch nicht kenne, dem gegenüber es mir jedoch wichtig erscheint, sich zur Verfügung zu halten, um «es» (endlich!) zu empfangen, selbst wenn wir nicht genau erkennen, was wir da erhalten. In jedem Fall ist der Sterbende der ihn begleitenden Person dankbar dafür, daß sie für dieses letzte Zeugnis aufnahmebereit ist. Dazu muß es uns jedoch gelingen, damit aufzuhören, uns ständig für nützlich zu halten und bis zuletzt etwas geben zu wollen…

Kommunikationstraining

Wir haben gesehen, daß der in die Phase des Verhandelns gelangte Sterbende von seiner pflegerischen und familiären Umgebung eher eine Kommunikationsqualität als Antworten auf seine Fragen erwartet. Der Einsatz von Techniken verbaler Kommunikation ist jedoch nicht naturgegeben. Im Gegenteil: Spontan hätten wir eher das Bedürfnis, zu antworten oder Informationen zu beschaffen, auch auf die Gefahr hin, zuzugeben, daß man nichts weiß. Aber haben wir in diesem Fall dem Sterbenden geholfen? Haben wir nicht in Wirklichkeit seine Einsamkeit verstärkt, selbst wenn wir uns gut dabei fühlen, offen gewesen zu sein, nicht gelogen zu haben?

Es handelt sich indessen weder darum, zu lügen, noch geht es darum, den Sterbenden zu betrügen, sondern einfach darum, mit ihm zu *kommunizieren*.

Im folgenden sollen einige aus der Wirklichkeit gegriffene Sätze Sterbender in der Phase des Verhandelns aufgeführt werden, die ich gesammelt habe. Als Übung empfehle ich den Leserinnen und Leser eine Antwort in Form von Paraphrasen, Rückfragen bzw. Verständnisfragen oder Alternativfragen zu finden. Ausgenommen sind die fünf letzten Fragen, die ich ohne Antwort lasse, damit Sie entsprechend den Vorgaben Ihre eigene Antwort finden können. Anschließend führe ich – was nicht als Korrektur gemeint ist – die eigenen Antworten an, die ich in den fünf Situationen gegeben hätte.

1. «Warum bekomme ich die blauen Pillen nicht mehr?»
   Neuformulierung bzw. Paraphrase: «Wenn ich richtig verstehe, ist Ihnen eine Umstellung der Behandlung aufgefallen?»

2. «Wie kommt es, daß ich den Arzt schon seit einer Woche nicht mehr gesehen habe?»

Neuformulierung bzw. Paraphrase: «Er fehlt Ihnen also, und Sie hätten gern, daß er bei Ihnen vorbeischaut?»

3. «Glauben Sie, daß ich es noch bis Weihnachten schaffe?»
Rückfrage bzw. Verständnisfrage: «Was macht Sie glauben, daß es nicht so sein könnte?»

4. «Was wird mit meiner Frau und meinen Kindern?»
Rückfrage bzw. Verständnisfrage: «Haben Sie schon mit ihnen darüber gesprochen?»

5. «Das wird meine Frau bestimmt nicht aushalten, wenn ich ihr sage, daß ich am Ende bin. Wie bringe ich ihr das bloß bei?»
Alternativfrage: «Möchten Sie es ihr selbst sagen, oder hätten Sie es lieber, wenn zunächst einmal der Arzt mit ihr spricht?»

6. «Wenn es einen Gott gäbe, würde er nicht zulassen, daß ein junger Mensch in meinem Alter stirbt, bevor er sein Leben gelebt hat. Das ist ungerecht, finden Sie nicht?»
Rückfrage bzw. Verständnisfrage: «Wenn Ihnen noch Zeit zu leben bliebe, was würden Sie tun?»

7. «Glauben Sie, daß ich noch durchhalte, bis man das Medikament gegen AIDS gefunden hat?»
Neuformulierung bzw. Paraphrase: «Mit anderen Worten: Sie sind bereit, auszuharren, bis man es gefunden hat?»

8. «Und wenn man mit der Chemotherapie aufhören würde? Ich verliere nämlich alle Haare, und das ist für mich schlimmer als der Tod...»
Neuformulierung bzw. Paraphrase: «Wenn ich richtig verstehe, wollen Sie ein gutes Bild von sich erhalten?»

9. «Glauben Sie nicht, daß ich mehr Chancen hätte, wenn man mich in die Uniklinik zu einem berühmten Professor brächte?»
Rückfrage bzw. Verständnisfrage: «Möchten Sie, daß der Arzt mit Ihrer Familie darüber spricht?»

10. «Wenn Sie an meiner Stelle wären, würden Sie Ihrer Familie sagen, daß Sie Krebs haben?»
Neuformulierung bzw. Paraphrase: «Mit anderen Worten: Sie fragen sich, ob Ihre Familie bereit ist, die Wahrheit über Ihre Krankheit anzunehmen?»

11. «Unter uns: Wie lange habe ich noch zu leben?»
Rückfrage bzw. Verständnisfrage: «Ehrlich gesagt: Wenn ich es wüßte, glauben Sie, ich würde es Ihnen verheimlichen?»

12. «Glauben Sie, daß der Arzt mir die Wahrheit sagt?»
    Rückfrage bzw. Verständnisfrage: «Was läßt Sie glauben, daß er etwas vor Ihnen verbirgt?»

13. «Wie kommt es, daß der Arzt die Behandlung geändert hat, ohne mir etwas davon zu sagen?»
    Neuformulierung bzw. Paraphrase: «Anders gesagt: Sie möchten, daß man Sie mehr über den Verlauf Ihrer Behandlung informiert?»

14. «Warum sagt man mir nichts? Ich habe den Eindruck, daß man hier alles vor mir versteckt...»
    Ihre Antwort:

15. «Glauben Sie, daß ich noch die Geburt meines Enkelkindes erleben werde? Das soll im November sein.»
    Ihre Antwort:

16. «Ich habe das Gefühl, daß Sie sich verändert haben. Sie und die anderen sind mir gegenüber nicht mehr wie sonst. Was habe ich Ihnen getan? Was geschieht hier?»
    Ihre Antwort:

17. «Wie fühlt sich das an, wenn man stirbt? Haben Sie schon Menschen sterben sehen?»
    Ihre Antwort:

18. «Ich habe genug gelebt. Ich glaube, es ist Zeit für mich, zu sterben.»
    Ihre Antwort:

Meine eigenen Antwortvorschläge finden Sie im Anhang.

Natürlich ist eine einfache Neuformulierung bzw. Paraphrase oder eine Rückfrage bzw. Verständnisfrage noch keine gelungene Kommunikation. Sie wird auf andere Weise zustande gebracht, indem Sie dem Betroffenen helfen, sich darüber klar zu werden, was er oder sie eigentlich sagen will. Dergestalt ermutigt, wird er seine Gefühle Ihnen gegenüber verstärkt zum Ausdruck bringen, jedoch ohne Sie dazu zu verpflichten, an seiner Stelle auf Fragen zu antworten, die er sich stellt.

Wenn mir – um zum Schluß zu kommen – daran gelegen war, ein ganzes Kapitel der Begleitung eines Menschen am Ende seines Lebens zu widmen, dann deshalb, weil ich aus Erfahrung weiß, daß diese Momente für die Pflegeperson und ihr Team die schwierigsten sind, selbst wenn es sich *immer noch* um Pflege handelt. Und wirklich: Keine Pflegeperson oder Pflegehilfsperson hat es nötig, daß man ihr sagt, was bei Personen mit günstiger medizinischer Diagnose zu tun ist. Sie kennt ihr Metier, selbst wenn es ihr schwerfällt, ihre spezifisch pflegerische Denkweise anzuwenden und anerkannt zu sehen. Gleiches gilt nicht für die

Begleitung Sterbender, eine Situation, die als Tragödie und kollektives Versagen erlebt wird, auf das die Pflegeperson nur wenig vorbereitet wurde und bei dem es ihr schwerfällt, sich dagegen zu schützen.

Aus dieser Vorstellung heraus ergibt sich das nächste Kapitel.

Wie schütze ich mich vor dem Zusammenbruch?

Die zum Teil ernstgemeinte Bewunderung vieler Menschen für Pflegende im allgemeinen richtet sich leider fast nie direkt an Pflegepersonen, sondern betrifft eher die eigene Unfähigkeit, diesen schwierigen Beruf *selbst* auszuüben. Der Beweis dafür findet sich in der häufigen Äußerung: «Was Sie da tun, würde ich selbst niemals schaffen!»

Krankheit, Leiden und Tod sind das tägliche Los Pflegender. Trotz der Bewunderung, die man ihnen entgegenbringt, fragen sich die wenigsten, wie sie weiterhin effizient sein können trotz allem, was sie im Umgang mit Kranken, Sterbenden und Dementen erleben. Wie gelingt es ihnen, ein heiles Seelenleben zu wahren angesichts der ständigen Aggression, die das Leiden, der körperliche und geistige Verfall, Wahnsinn und Tod mit sich bringen?

Ich frage mich zwar auch, wie sie es aushalten, meine jedoch, wie sie es *bei so wenig bzw. so schlechtem* Selbstschutz trotzdem schaffen. Die Frage läßt sich nicht klären, indem man das Problem simplifiziert, beispielsweise durch folgende Bemerkung: «Es ist ein Beruf wie jeder andere. Diese jungen Frauen müssen arbeiten, um ihren Lebensunterhalt zu verdienen und haben daher gelernt, die schlechten Seiten des Berufs zu ertragen.»

Selbst wenn man weiß, daß Körper und Seele einer Frau viel resistenter sind als die ihres männlichen Gegenparts, so muß man sich dennoch fragen, woher wohl diese Energie kommen mag, die es Pflegenden ermöglicht, ihren Beruf auszuüben, ohne daß mehr Depressionen und Selbstmorde auftreten als in anderen, weniger exponierten Berufen.

In Wirklichkeit ist das kein besonderes Geheimnis. Pflegende und ihre HelferInnen verfügen neben ihrer körperlichen Energie über psychische Schutzmechanismen, deren Ursprung im Unbewußten liegt und die zu identifizieren ihnen meist selbst nicht gelingt. Sie setzen sie ein, ohne sich darüber Rechenschaft abzulegen. Weil sie meist nicht wissen, daß sie von diesen Abwehrsystemen beeinflußt werden, werden diese unter hohem Streß, bei Überarbeitung, Ermüdung – kurz: wenn die Toleranzgrenze der Menge an Arbeit und Aggression überschritten wird – schwächer, verschwinden ganz oder werden funktionsuntüchtig.

Bevor wir also diese unbewußten Abwehrmechanismen genauer beschreiben, um Leserinnen und Lesern zu ermutigen, die ihrigen zu identifizieren, müssen wir uns fragen, wie die Seele arbeitet und wo Ursprung und Sinn dieser Abwehrmechanismen liegen. Dabei ist nicht weiter verwunderlich, daß uns dieser Weg zurück ins Säuglingsalter, d. h. in die ersten Phasen der Mutter-Kind-Bindung führt, denn dort hat jede/r von uns über die Erfahrung des Lebens und des Zur-Welt-Kommens auch eine erste Erfahrung des «Todes» gemacht, die wie eine definitive Trennung wahrgenommen und gespeichert wurde. Um überhaupt weiterleben zu können bzw. um weiter leben zu wollen angesichts dieser Erfahrung, muß sich die Seele an diese Erfahrung anpassen.

Bewußtes und Unbewußtes

Die Psychoanalytiker haben die Angewohnheit, das Ich oder das Subjekt – also das Wesen, das «ich» sagt – in Form eines Eisbergs, d. h. eines enormen Blocks schwimmenden Eises darzustellen, dessen unter Wasser befindlicher Anteil erheblich größer als der sichtbare ist. Das Bewußte liegt demnach über der Wasseroberfläche, während das Unbewußte darunter liegt.

Lange bevor sie in unser Bewußtsein auftauchen, hat unser Unbewußtes Empfindungen, Affekte, Emotionen, Bilder und Töne registriert. Wir können uns dessen nicht erinnern, doch das Unbewußte hat alles gespeichert!

Zwischen unserem Bewußten und unserem Unbewußten besteht eine radikale Trennung; dennoch kann sich unser Unbewußtes ausdrücken, indem es Botschaften an die Ebene des Bewußtseins sendet **(Abb. 3)**.

«*Das Unbewußte ist wie eine Sprache*», schreibt der französische Psychoanalytiker Jacques Lacan. Daher lassen sich gewisse Botschaften aus unserem Unbewußten entschlüsseln. Dies ist die Hauptaufgabe der Psychoanalyse, vor allem in der Traumdeutung und in der Interpretation von Fehlleistungen. Im Fall eines alten, geistesgestörten Menschen kann man sagen, daß sich sein Unbewußtes ohne jede weitere Zensur durch das Ich wie ein offenes Buch ausdrückt. Es ist daher wichtig, selbst bei diesen Personen auf das Verhalten und die scheinbar zusammenhanglose Sprache zu achten.

Wenn das Ich auf andere trifft

Eisberge sind nicht immer für sich allein. Was beim ersten Zusammentreffen zweier Personen geschieht, zeigt **Abbildung 4**. Das Bild der anderen Person und die Stimuli, die sie uns sendet, durchlaufen den Filter des bewußten *und des unbewußten* Gedächtnisses. Wenn wir in unseren Gedächtnisspuren etwas haben, das

Wie schütze ich mich vor dem Zusammenbruch? **63**

Das Ich

Bewußtes

Unbewußtes

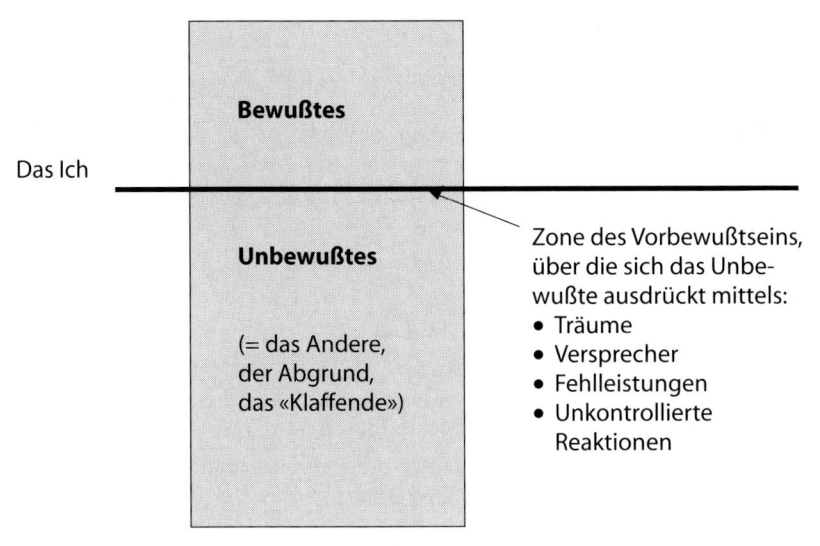

(= das Andere,
der Abgrund,
das «Klaffende»)

Zone des Vorbewußtseins,
über die sich das Unbe-
wußte ausdrückt mittels:
- Träume
- Versprecher
- Fehlleistungen
- Unkontrollierte
  Reaktionen

Abbildung 3: Bewußtes und Unbewußtes

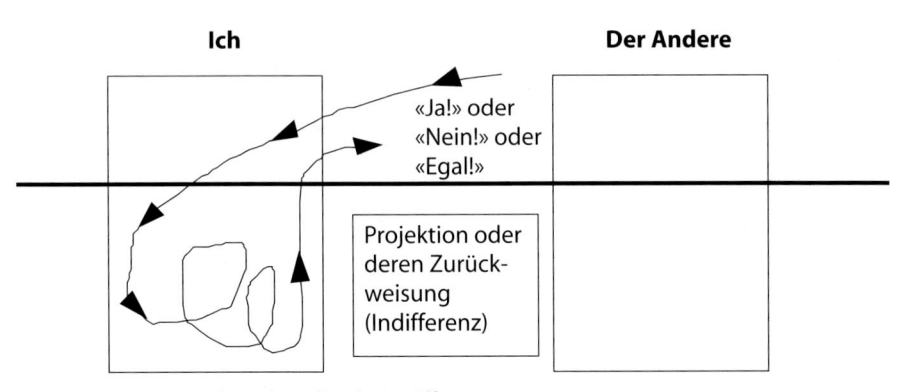

Ich   **Der Andere**

«Ja!» oder
«Nein!» oder
«Egal!»

Projektion oder
deren Zurück-
weisung
(Indifferenz)

Abbildung 4: Wenn das Ich auf andere trifft

der anderen Person entspricht, so «sagt» uns diese Person etwas – im positiven oder negativen Sinne. Wenn nicht, sagt sie uns nichts, und es herrscht völlige Indifferenz. Demnach interessiert mich eine andere Person nicht in ihrer Eigenschaft als solche, sondern indem sie mir in meinem Gedächtnis etwas mir Eigenes hervorruft. Gleiches gilt für Sympathie und Antipathie.

    Es sei betont, daß der bzw. die Andere uns gegenüber in gleicher Weise vorgeht.

```
┌─────────────────┐                          ┌─────────────────┐
│                 │      Pflegeperson        │   Der A̶n̶d̶e̶r̶e̶    │
│       Ich       │ ───────────────────────► │                 │
│                 │                          │       Ich       │
└─────────────────┘                          └─────────────────┘
```

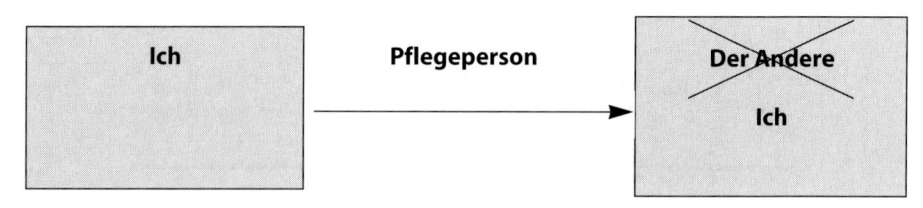

Abbildung 5: Mechanismus der Projektion

Im Klartext: Ich projiziere nach dem in **Abbildung 5** gezeigten Schema auf die andere Person wie bei einem inneren Film, bei der sie zur Leinwand wird. Dieser psychische Mechanismus der Projektion sollte nicht mit Egoismus oder Narzißmus verwechselt werden. In Wirklichkeit handelt es sich bereits um einen echten Abwehrmechanismus, der es ursprünglich dem Homo sapiens erlaubte, sich zu entwickeln, indem er sich zunächst vor Räubern hütete und bei Seinesgleichen, d. h. bei denjenigen, auf die er positiv projizieren konnte, Schutz und Trost fand.

In unserer individuellen Entwicklung sorgt dieser Mechanismus ständig – und ohne daß wir je daran zweifeln – dafür, daß wir unsere Beziehungen je nach Grad des Angenehmen oder der Gefahr, die uns unser Instinkt vermittelt, zu gestalten. In der Umgangssprache ist dies das «gute Gefühl», das «Feeling» oder deren Gegenteil.

Im günstigsten Fall ist es die Erklärung für Liebe und Leidenschaft, im ungünstigsten für den Ursprung von Rassismus und Fremdenfeindlichkeit… Kurz, es ist das Geheimnis einer jeden zwischenmenschlichen Beziehung, daher lohnt es sich, die Ursprünge dieser Projektion zu erläutern wie im folgenden Abschnitt geschehen wird.

Warum Projektion?

Der Standpunkt der Psychoanalyse ist: Am Anfang war… die Mutter (bzw. der Körper der Mutter). Die Durchtrennung der Nabelschnur ruft beim Säugling nicht die Gewißheit hervor, vom Körper seiner Mutter abgetrennt worden zu sein. Der Beweis: Im ersten Lebensjahr erkennt der Säugling sich im Spiegel nicht; er versucht, nach seinem Spiegelbild zu greifen, oder sucht hinter dem Spiegel. Auf dem Wickeltisch sitzend oder im Bett liegend, ergreift er seine Hände und Füße, als handele es sich um *Stücke*, die nicht zu seinem Körper gehören. Im engeren Sinne ist es die Phantasie des zerstückelten Körpers, die sich bei verschiedenen Geisteskrankheiten wie z. B. der Schizophrenie findet (griech. *schizein* = spalten, zerschneiden).

Lacan schreibt, daß das Kind in diesem Stadium unter «*dem verschmelzenden Blick der Mutter*» lebt: Beide gehen ineinander auf.

Ab einem Alter von etwa 9 Monaten erkennt sich das Kind im Spiegel: Es lächelt seinem Spiegelbild zu. Später macht es dann Gebrauch von der Sprache, zeigt auf *sich* selbst, tritt auf als jemand, der sich durchsetzen kann: «Nein!... Ganz allein!...» Das Unbewußte verzeichnet dann den Bruch mit dem Körper der Mutter.

Dies ist der erste definitive Eindruck des «Todes», der als Riß, Mangel, Fehler, Leere und Einsamkeit wahrgenommen wird. Und das sind die Zeichen dieses schmerzhaften, aber notwendigen Übergangs zur Reife, ohne die das Kind autistisch bliebe:

– Das Kind erkennt sich vor dem Spiegel.
– Es bekommt nachts Alpträume: Das Unbewußte durchlebt erneut den Eindruck eines Bruchs, als wolle es das Ich dahingehend beruhigen, daß dieser nur im Traum und nicht in der Wirklichkeit stattgefunden habe.
– Das Kind trägt einen vertrauten Gegenstand, z. B. ein Stofftier oder einen Kopfkissenbezug, mit sich herum, welches die Überreste des Körpers seiner Mutter darstellt (vgl. das Übergangsobjekt bei der britischen Psychoanalytikerin Winnicott).
– Es macht Gebrauch von der Sprache.
– Es beginnt, besonders gerne in Embryostellung zu schlafen.

Von diesem Augenblick an pendelt das Leben des Individuums unaufhörlich zwischen zwei starken *Trieben* hin und her, die auf ein und dasselbe Ziel gerichtet sind, nämlich auf die Wiederherstellung der verlorenen Einheit, der *Verschmelzung*, der *Symbiose* mit dem Körper der Mutter (**Abb. 6** auf S. 66).

Der Tod wird als Konsequenz des initialen Bruchs mit dem mütterlichen Körper erlebt, bei dem sich ein In-sich-Zusammenfallen der beiden Haupttriebe feststellen läßt. Demnach könnte man sagen, daß der Sterbende in der Phase der Akzeptanz das einzige Lebewesen ist, welches ein Leben unter Annahme seiner Einsamkeit akzeptiert!

Das Ziel der Projektion

Unsere spontane Fähigkeit, positive oder negative Erinnerungsspuren auf den anderen zu projizieren, ist also durchaus ein Charakteristikum eines psychisch normal entwickelten Menschen. Dies gilt jedoch nicht für das *autistische* Kind, das diesen Bruch mit dem mütterlichen Körper nicht registriert zu haben scheint oder, falls doch, auf eine frühere Entwicklungsstufe regrediert, indem es unfähig

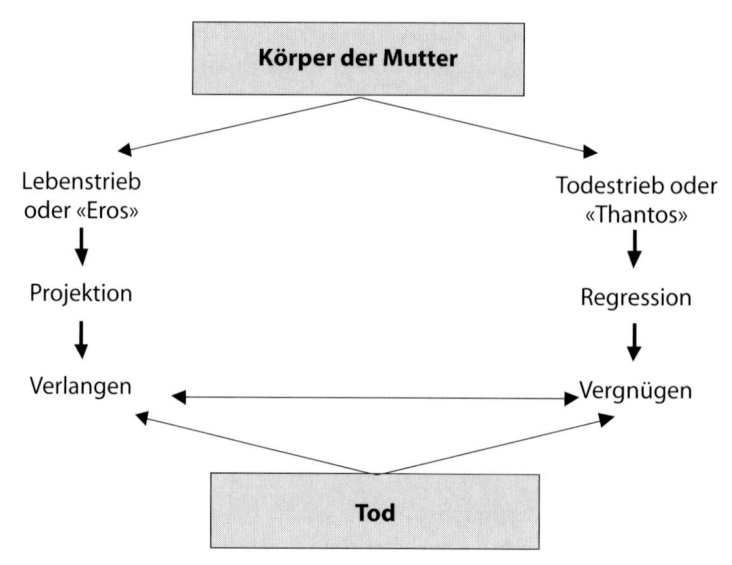

```
                    ┌─────────────────────┐
                    │  Körper der Mutter  │
                    └─────────────────────┘
                      ↙               ↘
           Lebenstrieb                   Todestrieb oder
           oder «Eros»                      «Thantos»
                ↓                               ↓
            Projektion                      Regression
                ↓                               ↓
            Verlangen  ←──────────────→    Vergnügen
                      ↘               ↙
                    ┌─────────────────────┐
                    │         Tod         │
                    └─────────────────────┘
```

Abbildung 6: Auf der Suche nach dem Körper der Mutter

zu jedem distanzierten Umgang mit dem eigenen Körper wie auch mit einem Gegenstand bzw. einer Person ist, der bzw. die außerhalb seiner selbst liegt.

Die Projektion verdient daher durchaus ihre Stellung als erster Abwehrmechanismus, der es gestattet durch Aktivierung des Verlangens als Zeichen des Lebenstriebes, von der Einsamkeit und der Wahrnehmung des «Todes» wegzukommen, den wir im Augenblick unseres Eintritts in das geistige Leben, d. h. etwa 9 Monate nach der Geburt, verzeichnen.

In gewissen problematischen Beziehungssituationen kann uns dieser spontane Abwehrmechanismus jedoch einen Streich spielen. Dazu gehören auch Situationen, wie sie Pflegende angesichts von Alter, Leiden, Wahn und Tod täglich erleben **(Abb. 7)**. Demnach wäre eine Pflegeperson bei der Ausübung ihres Berufs sehr schlecht geschützt, wenn sie sich allein von der Projektion leiten ließe: Sie würde das Leiden, die Demenz, den körperlichen Verfall oder die Trauer der von ihr gepflegten Personen viel zu stark erleben, indem sie dabei ständig, *wie in einem Spiegel*, das Bild ihres eigenen körperlichen Verfalls, die Gefahr eigenen Wahns, ihre Furcht zu leiden und vor allem die Angst vor ihrem eigenen Tod erfährt. Wäre sie nicht durch andere Abwehrmechanismen geschützt, so bestünde bei ihr eine eindeutige Berufsunfähigkeit.

Andere Abwehrmechanismen – falls überhaupt vorhanden – erlauben es, die schmerzhafte Projektion zu verhindern, indem sie wie ein Schild oder eine Schutzmauer zwischen dem Ich und der anderen Person wirken. Wie das recht einfache Schema in **Abbildung 8** zeigt, bilden jedoch die anderen Abwehrmechanis-

Wie schütze ich mich vor dem Zusammenbruch? **67**

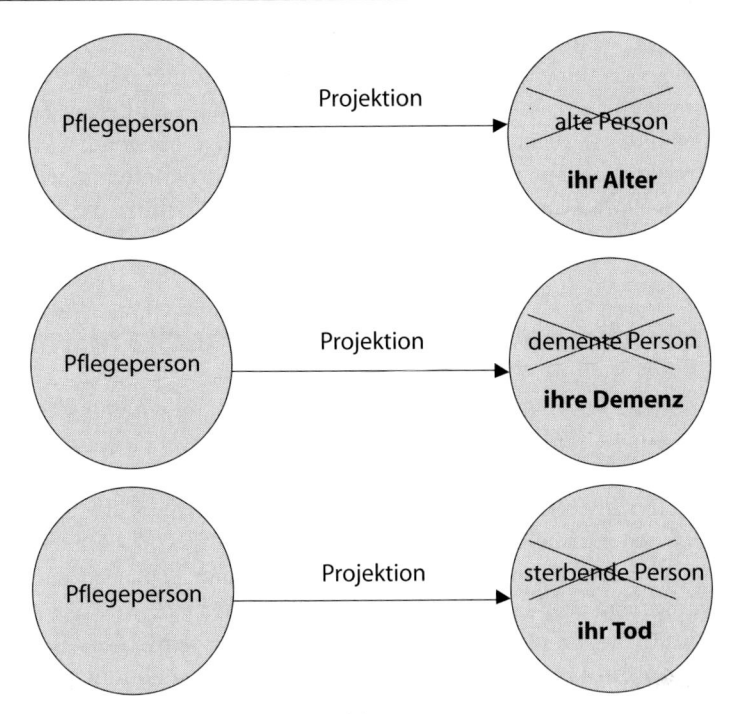

```
Pflegeperson  ──Projektion──▶  ~~alte Person~~
                                **ihr Alter**

Pflegeperson  ──Projektion──▶  ~~demente Person~~
                                **ihre Demenz**

Pflegeperson  ──Projektion──▶  ~~sterbende Person~~
                                **ihr Tod**
```

Abbildung 7: Wenn Projektion in die Irre führt

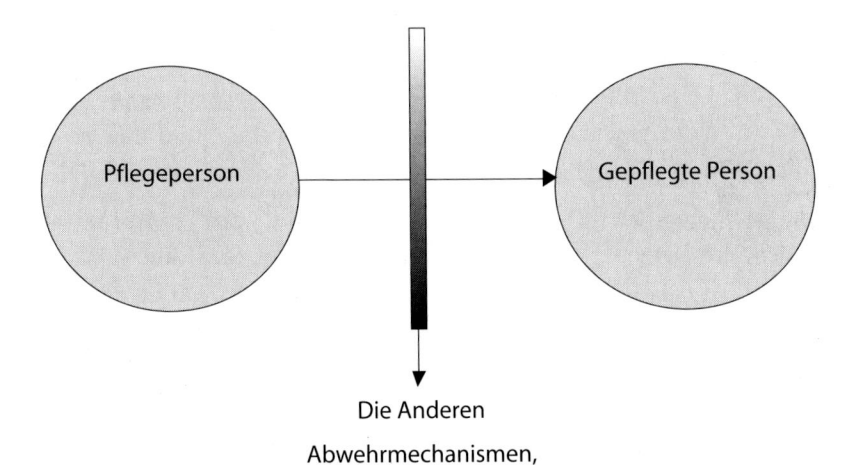

```
Pflegeperson  ────┃────▶  Gepflegte Person
                  ▼
              Die Anderen
         Abwehrmechanismen,
         die die «Projektion»
              verhindern
```

Abbildung 8: Verhindern einer Projektion

men, selbst wenn sie die Möglichkeit bieten, eine schmerzhafte Projektion auf den Patienten zu vermeiden, auch Hemmschwellen in der Beziehung, die es der Pflegeperson unmöglich machen können, die vom Patienten geäußerten Bedürfnisse zu erkennen und zu verstehen. Daher ist es unbedingt notwendig, daß sie die anderen Abwehrmechanismen, die sie schützen, wahrnehmen und benennen kann und ihre Funktionsweise kennt, damit vor lauter Schutz die Qualität der Pflegebeziehung nicht beeinträchtigt wird.

Auf der Suche nach Ihren Abwehrmechanismen

Aufgrund der im Vorangehenden beschriebenen Zusammenhänge möchte ich meinen Leserinnen und Lesern einen letzten Test vorschlagen. Jeder der folgenden 35 Punkte beschreibt eine Einstellung, die wiederum an einen zugrundeliegenden Abwehrmechanismus denken läßt. Sie brauchen lediglich die Ziffer anzukreuzen, die Ihrer eigenen Einstellung entspricht bzw. am nächsten kommen, und anschließend in den Antworten im Anhang nachzuschauen. Dabei dürfen Sie beliebig viele Vorschläge ankreuzen: Je mehr Sie sich in der einen oder anderen der angegebenen Einstellungen wiederfinden, desto besser werden Sie Ihre eigenen Abwehrmechanismen abgrenzen können. Im nächsten Kapitel finden Sie dann die Definitionen der häufigsten Abwehrmechanismen.

Es sei darauf hingewiesen, daß alle hier aufgeführten Haltungen, Reflexionen und Zeugnisse authentisch sind. Sie wurden bei meinen Fortbildungsseminaren aus Erzählungen von Pflegepersonen und PflegehelferInnen zusammengetragen und handeln oft von Trauer oder vom herannahenden Tod, denn in eben diesen Augenblicken der Krise zeigt sich der Abwehrmechanismus am deutlichsten.

1. Beim Tod meiner Mutter war ich noch ein Kind. Vor meinen Kameraden habe ich mich dafür geschämt, keine Eltern mehr zu haben, und meiner Mutter Vorwürfe gemacht, weil sie mich verlassen hatte.

2. Ich mag einen Verstorbenen weder berühren noch umarmen: Das ist kalt, starr, leblos.

3. Wenn wir einen Toten auf Station haben, spreche ich von der Person auch weiterhin in der Gegenwart und tue so, als ob er noch lebt.

4. Wenn jemand auf Station stirbt, habe ich das Bedürfnis, mit meinen Kolleginnen und Kollegen oder mit der Familie über diesen Menschen zu sprechen.

5. Beim Herrichten des Verstorbenen geschieht es oft, daß wir wie irre lachen.

6. Wenn ich nach einem Todesfall die Familie kommen sehe, gehe ich fort, um ihren Schmerz nicht miterleben zu müssen.

7. Ich habe es immer abgelehnt, mich um den Körper eines Verstorbenen zu kümmern.
8. Nach einem Sterbefall beruhigt man sich selbst: «Es geht ihm besser, er leidet weniger, es geht ihm gut, dort, wo er ist…»
9. Manche Familien fragen uns nach einem Todesfall: «Wie war er zum Schluß? Was hat er gesagt? Wie hat er die letzten Augenblicke seines Lebens verbracht?»
10. Als ich Schwesternschülerin war und man mich bat, einen Verstorbenen herzurichten, war ich unruhig, aber neugierig, denn es war der erste Tote, den ich sah.
11. Seit ich mein erstes Kind bekommen habe, ertrage ich den Gedanken an den Tod nicht mehr, vor allem bei Kindern nicht.
12. In der Umgebung von Müttern, die gerade ihr Kind verloren haben, fühle ich mich unwohl.
13. Es ist für mich eine Erleichterung, wenn sie sterben: Sie leiden nicht mehr.
14. Der Tod widert mich an wegen des Geruchs. Das ist nicht schön, und ich stelle mir die kommende Verwesung des Kadavers vor…
15. Ich habe eine Sterbende begleitet. Ihr Gesicht entspannte sich allmählich. Ich hatte den Eindruck, als ob sie sich mit uns wieder versöhnen wollte, weil die Behandlung langwierig und schmerzhaft für sie war.
16. Bei der Begleitung eines Sterbenden habe ich mich auch schon gefragt, an was er wohl denkt.
17. Wenn sie einsam sterben, habe ich das Bedürfnis, sie einzuhüllen, sie ganz besonders zu bemuttern.
18. Nach jedem Sterbefall auf Station kaufe ich mir nach der Arbeit ein Kleidungsstück, eine Kleinigkeit, oder ich gehe Kuchen essen…
19. Wenn ich einen Sterbenden in meinem Alter begleite, leide ich sehr: Es ist nicht auszuhalten, und ich höre dann nicht auf zu weinen.
20. Wenn ich beim Tod eines alten Menschen zugegen bin, sage ich mir, daß er gut gelebt hat, daß er seine Zeit hatte. Das ist leichter zu akzeptieren.
21. Beim Tod meiner Mutter habe ich vor Schmerz und Trauer geschrien. Seither spreche ich mit ihr, als sei sie noch da, wenn es mir nicht gut geht.
22. Beim Tod meines Großvaters war es ganz schlimm: Ich hatte den Eindruck, als habe man ihm sein Leben zu früh genommen. Er nahm mich oft mit auf die

Jagd. Ich glaube, meine Trauerarbeit geleistet zu haben, aber für mich ist er immer noch da.

23. Bei einem plötzlichen Todesfall in der Familie bedauert man, nicht mehr die Zeit gehabt zu haben, um der Person zu sagen, wie sehr man sie geliebt hat.

24. Ich erinnere mich an jemanden, der lange auf Station lag. Kurz vor seinem Tod haben wir uns voneinander verabschiedet, als ob wir uns bald wiedersehen würden.

25. In unserer Klinik gibt es so viele Todesfälle, daß man sie rasch vergißt.

26. Ich mag es, einen Toten zu sehen, wenn er schön und gut angezogen ist. Das hilft mir bei meiner Trauerarbeit.

27. Ich mag es nicht, in die Leichenhalle zu gehen, denn ich fürchte mich davor, eingeschlossen zu werden! Es gibt mir das Gefühl, in einer Metzgerei zu sein.

28. Ich ertrage den Tod von Kindern nicht, vor allem, seit ich selbst einen kleinen Sohn habe.

29. Ich arbeite in einer Notaufnahme. Wenn man uns einen Verletzten bringt, ist das für mich eine Sache, ein Gegenstand. Das hilft mir, effizient zu sein.

30. Bei einem Sterbenden, dessen Agonie lange dauert, habe ich das Bedürfnis, den Prozeß zu beschleunigen.

31. An das Begleiten meines ersten Sterbenden in der Klinik habe ich keinerlei Erinnerung.

32. Auch nachdem der Tote schon fort ist, behält das Zimmer einen gewissen Geruch…

33. Meine Eltern sind alt, und ich habe sie sehr lieb. Bisweilen versuche ich mir vorzustellen, wie ich mich fühlen würde, wenn sie tot sind: Irgendwie glaube ich, daß das mir an dem Tag helfen wird, an dem es wirklich geschieht.

34. Wenn ich das Zimmer eines Schwerkranken betrete, beruhigt es mich, präzise Handlungen auszuführen und «Fachkraft» zu sein.

35. Ich schaffe es nicht, den Schmerz und das Leid von Familien zu ertragen, in denen ein Mitglied verstorben ist.

Die wichtigsten Abwehrmechanismen

Verleugnung. Eine Reaktion unbewußten Ursprungs, die verstärkt dazu führt, daß der Betreffende sich weigert, die Existenz eines reellen Tatbestandes zuzugeben. Dies geschieht entgegen jedem Augenschein, da diese Realität zu schwierig oder schmerzhaft ist.

Projektion. Eine spontane Neigung, anderen Menschen Gefühle oder Charakterzüge, die wir in uns tragen, zuzuordnen oder sie an ihnen wahrzunehmen.

Verdrängung. Unbewußte bzw. nicht im Bewußtsein ablaufende Zurückweisung von Affekten, Gefühlen oder schmerzhaften bzw. unangenehmen Erinnerungen. Verdrängung heißt auch, ein zukünftiges Ereignis zu «vergessen», das wir mit begründeter Angst vorausahnen.

Rationalisierung. Ein sehr häufiger Mechanismus mit dem Ziel, unsere Handlungen, Situationen, die wir erleben, oder unsere Meinung durch scheinbar logische Begründungen oder Erklärungen zu rechtfertigen, um eine uns belastende Wirklichkeit zu verbergen.

Regression. Unbewußte Reaktion eines Menschen, der in einer Frustrationssituation in kindliche Verhaltensweisen zurückfällt.

Sublimierung. Ein Prozeß, durch den mit sozialen Tabus belegte oder psychologisch unannehmbare Bedürfnisse oder ein Verlangen (Geschlecht, Aggressivität, Tod etc.) auf dem Weg über die Ästhetik, Religion und Opferbereitschaft bzw. über ein aktives Engagement etc. auf sozial akzeptierte Weise ihren Ausdruck finden können.

Kompensation. Reaktion eines Menschen, der sich auf einem Gebiet oder in einer Situation schwach und anfällig fühlt und sich deswegen auf einem anderen Gebiet bzw. in anderen Dingen übertrifft.

Tagtraum. Unbewußte Neigung, sich in eine Traumwelt zu flüchten, wenn die Probleme in der Realität schwierig oder zu bedrückend sind. Durch die Flucht aus der Realität werden sie annehmbar gemacht.

Antizipation. Die Fähigkeit, sich im voraus die Gefühle vorzustellen, die wir in einer Situation oder angesichts eines Ereignisses haben werden, vor dem wir begründete Angst haben.

Dies also sind die gängigsten und vor allem für eine Pflegeperson in ihrem Berufsalltag nützlichsten Abwehrmechanismen. Den oder die Abwehrmechanismen herauszufinden, die Sie am häufigsten anwenden, hilft Ihnen nicht nur, sie systematisch zum gewünschten Zeitpunkt einzusetzen; Sie wissen dann auch, daß es sie überhaupt gibt und daß sie in der Beziehung zwischen Pflegeperson und Patient wie übrigens auch in anderen Beziehungen Hindernisse bilden können.

Wenn Sie im Test festgestellt haben, daß Sie überwiegend von der Projektion geleitet werden, besteht die Gefahr, daß Sie in Ihrem Beruf ganz erheblich leiden, weil Sie sich zu stark in die Pflegebeziehung einbringen. Werden Sie auch durch andere Abwehrmechanismen geschützt, so ermöglicht das Ihnen, *betroffen*, aber nicht notwendigerweise *beteiligt* zu sein.

Zur Erläuterung des grundlegenden Unterschiedes zwischen den beiden Begriffen verweise ich auf die Abstufung zwischen Mitleid und Mitgefühl: Es ist nicht notwendig, «mit jemandem zu leiden», um ihm bei der Lösung seiner Probleme zu helfen. Praktisch gesehen und um dieses Kapitel mit einem Lächeln zu beschließen, genügt es, an ein Schinkenomelette zu denken: Von diesem Gericht ist das Huhn betroffen, das Schwein dagegen daran beteiligt... Müssen Sie unbedingt genauso beteiligt sein, wie das Schwein am Schinkenomelette, um eine gute Pflegeperson zu sein?

Wie schütze ich mich vor dem Zusammenbruch? **73**

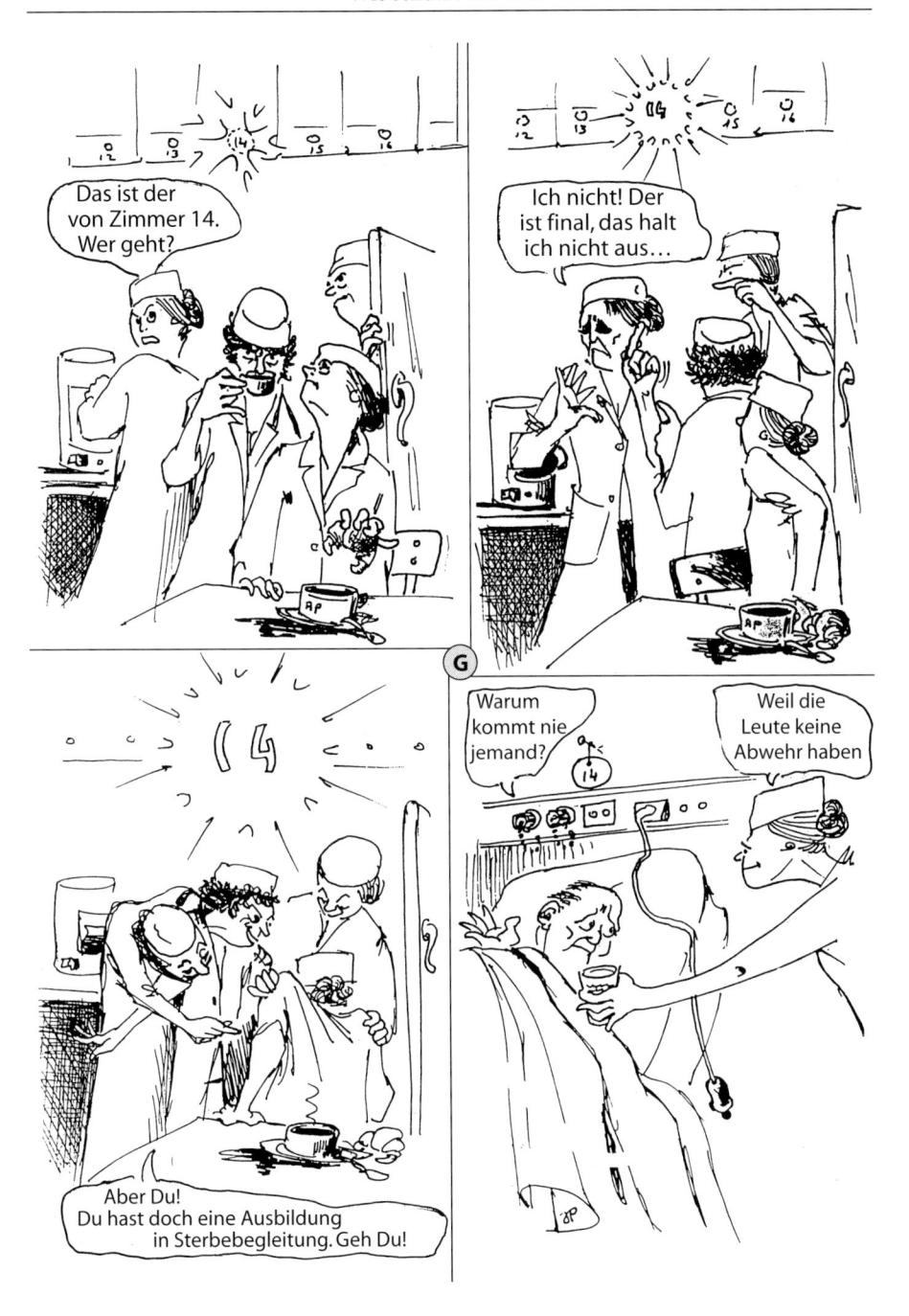

Das ist der von Zimmer 14. Wer geht?

Ich nicht! Der ist final, das halt ich nicht aus…

Aber Du! Du hast doch eine Ausbildung in Sterbebegleitung. Geh Du!

Warum kommt nie jemand?

Weil die Leute keine Abwehr haben

Schlußwort

Die Jahre der Fortbildungskurse mit Pflegenden und KrankenpflegehelferInnen berechtigen mich in keiner Weise, ihnen zu sagen, wie sie ihren Beruf auszuüben haben. Ich habe mir lediglich erlaubt, ihnen den besonderen Charakter ihrer pflegerischen Denkweise neben der medizinischen beizubringen oder sie daran zu erinnern, daß sie sich auch der intellektuellen und funktionellen und nicht nur der menschlichen Werte dieser Betrachtungsweise des Patienten bewußt werden.

Aus diesem Grund ist das Schlußwort dieses Buches nicht mehr mir, sondern den Leserinnen und Lesern vorbehalten: Was werden sie als einzelne und im Kollektiv nach dieser Bewußtwerdung tun? Meiner Überzeugung nach wertet diese ihren Beruf auf, selbst wenn es keinen Pfennig mehr und leider auch keine zusätzliche Anerkennung gibt.

Gerne würde ich in hoffnungsvollem Ton schließen, doch weder von der Ärzteschaft noch von der Verwaltung können die Pflegenden erwarten, daß der besondere Charakter ihrer pflegerischen Denkweise anerkannt wird. Außer natürlich den Kranken selbst ist niemand an der Umsetzung einer ganzheitlichen Betrachtungsweise des Patienten interessiert. Die Gesundheit zu «verwalten», indem man Krankheiten behandelt, ist viel lukrativer und einfacher, als einen Menschen zu pflegen und zu heilen. Indessen wissen die Pflegenden bereits – oder mußten es bitter lernen –, daß die ganzheitliche Betrachtungsweise des Menschen ein ganz und gar modernes Phänomen ist, beispielhaft erkennbar am Erfolg alternativmedizinischer, bisweilen als «sanft» bezeichneter Verfahren, bei denen die Patienten zu Recht oder zu Unrecht das Gefühl haben, verstanden und begriffen und nicht nur wegen ihrer Krankheit behandelt zu werden.

Aufgrund ihrer Vertrautheit mit der klassischen Denk- und Handlungsweise der Medizin ist die Pflegeperson in einer besseren Position als irgend jemand sonst, um Illusionen und Gefahren gewisser alternativmedizinischer Verfahren zu umgehen, indem sie durch ihre *eigene Denkweise* ergänzt, was die klassische Medizin nicht berücksichtigen kann oder will.

Weil die (meisten) Pflegepersonen Frauen sind, die mitten im Leben stehen und ihre Arbeit mit gesundem Menschenverstand tun, glaube ich, daß es ihnen gelingen wird, die Medizin und das Gesundheitssystem daran zu erinnern, daß das gemeinsame Ziel auch weiterhin die *Gesundheit von Menschen* bleibt und nicht in technischer Leistung oder therapeutischer Verbissenheit liegt und noch weniger in politisch-finanziellen Zusammenhängen zu suchen ist.

Wenn sie es wollten und daran glauben würden, könnten die Pflegenden aus dem Gesundheitssystem des neuen Jahrtausends einen echten Gesundheitsdienst statt einer bloßen Ansammlung von Reaktionen auf Krankheit machen.

Anhang

Lösungen zu den Fragen in Tabelle 1, Seite 50

1) Depression
2) Verhandeln
3) Verhandeln
4) Auflehnung
5) Verleugnung

6) Depression
7) Depression
8) Akzeptanz
9) Verhandeln
10) Verhandeln

11) Auflehnung
12) Verhandeln
13) Auflehnung
14) Depression
15) Depression

16) Verhandeln
17) Auflehnung
18) Depression
19) Depression
20) Akzeptanz

Antwortvorschläge des Autors zu den Situationen 14) bis 18) Seite 58

Nicht um Regeln aufzustellen, sondern um Ihnen den Vergleich mit Ihren eigenen Antworten zu ermöglichen, führe ich im folgenden die Antworten auf, die ich selbst in den Situationen 14) bis 18) gegeben hätte:

14) Eine Neuformulierung bzw. Paraphrase: «Wenn ich richtig verstehe, möchten Sie, daß man öfters mit Ihnen spricht?»
Oder eine Rückfrage bzw. Verständnisfrage: «Worüber möchten Sie vor allem informiert werden?»

15) In Anlehnung an 3) mit einer Rückfrage bzw. Verständnisfrage: «Was läßt Sie denken, daß Sie es nicht schaffen?»

16) Eine Rückfrage bzw. Verständnisfrage: «Welche Veränderung haben Sie in unserer Haltung festgestellt?»

17) Eine Neuformulierung bzw. Paraphrase: «Sie fragen sich also, was in den letzten Augenblicken geschieht?»
Oder eine Rückfrage bzw. Verständnisfrage: «Was fürchten Sie in diesem Augenblick am meisten?»

18) Eine Rückfrage bzw. Verständnisfrage: «Was läßt Sie denken, Sie hätten zu lange gelebt?»

Erkennen Sie Ihre Abwehrmechanismen – Auflösung des Tests auf Seite 68

Sie haben mehrere Ziffern angekreuzt, die der Haltung oder dem Gefühl entsprechen, in der Sie sich wiederfinden oder das Ihrer üblichen Reaktion am nächsten kommt. Die zugehörigen Abwehrmechanismen zeigt die folgende Aufstellung.

1) Rationalisierung und Auflehnung in der Trauerarbeit nach dem Tod der Mutter
2) Rationalisierung
3) Tagtraum
4) Kompensation
5) Kompensation
6) Verdrängung
7) Verleugnung
8) Sublimierung
9) Rationalisierung
10) Rationalisierung
11) Projektion
12) Projektion
13) Rationalisierung
14) Rationalisierung
15) Sublimierung
16) Tagtraum
17) Kompensation
18) Kompensation
19) Projektion
20) Rationalisierung
21) Tagtraum
22) Tagtraum
23) Rationalisierung
24) Tagtraum
25) Verdrängung
26) Sublimierung
27) Tagtraum
28) Projektion
29) Rationalisierung
30) Rationalisierung
31) Verdrängung
32) Rationalisierung
33) Antizipation
34) Rationalisierung
35) Projektion

Literaturverzeichnis

Earthcan (1981): Vers un nouvel ordre de la santé. Editions Ouvrières, Paris.
Freud, S. (1916): Trauer und Melancholie. *Intern. Zschr. ärztl. Psychoanal.* 4: 288–301.
Kübler-Ross, E. (1999): Interviews mit Sterbenden. 22. Auflage, Kreuz Verlag, Stuttgart.
Lacan, Jacques (1966): Le stade du miroir comme fondateur de la fonction du Je. In: Ecrits. Le Seuil, Paris.
Little, D. E., Carnevali, D. L. (1973): La planification des soins. Editions du Renouveau pédagogique, Montreal.

Donna C. Aguilera

Krisenintervention

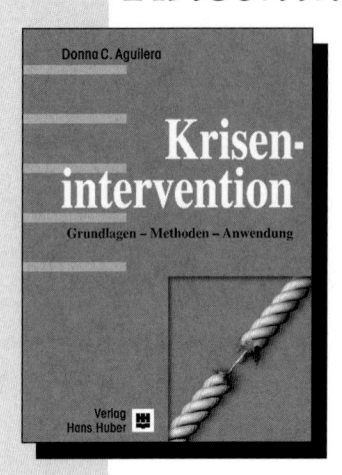

Grundlagen - Methoden - Anwendung

2000. 423 Seiten, 43 Abb., 3 Tab., Kt
DM 78.– / Fr. 68.– / öS 569.–
(ISBN 3-456-83255-9)

Krisenhafte Erfahrungen und Traumatisierungen von Patienten und Angehörigen gehören zu den einschneidenden und belastenden Alltagserfahrungen von Menschen in Pflege- und Gesundheitsberufen. Mit «Krisenintervention» liegt das in 14 Sprachen übersetzte und in den USA in 7. Auflage erschienene Standardwerk der Kriseninterventionsexpertin Donna C. Aguilera erstmalig in deutscher Übersetzung vor.

Verlag Hans Huber http://Verlag.HansHuber.com
Bern Göttingen Toronto Seattle